Ergebnisse der Anatomie und Entwicklungsgeschichte
Advances in Anatomy, Embryology and Cell Biology
Revues d'anatomie et de morphologie expérimentale
Springer-Verlag Berlin Heidelberg New York

This journal publishes reviews and critical articles covering the entire field of normal anatomy (cytology, histology, cyto- and histochemistry, electron microscopy, macroscopy, experimental morphology and embryology and comparative anatomy). Papers dealing with anthropology and clinical morphology will also be accepted with the aim of encouraging co-operation between anatomy and related disciplines.

Papers, which may be in English, French or German, are normally commissioned, but original papers and communications may be submitted and will be considered so long as they deal with a subject comprehensively and meet the requirements of the Ergebnisse.

For speed of publication and breadth of distribution, this journal appears in single issues which can be purchased separately; 6 issues constitute one volume.

It is a fundamental condition that manuscripts submitted should not have been published elsewhere, in this or any other country, and the author must undertake not to publish elsewhere at a later date.

25 copies of each paper are supplied free of charge.

Les résultats publient des sommaires et des articles critiques concernant l'ensemble du domaine de l'anatomie normale (cytologie, histologie, cyto et histochimie, microscopie électronique, macroscopie, morphologie expérimentale, embryologie et anatomie comparée. Seront publiés en outre les articles traitant de l'anthropologie et de la morphologie clinique, en vue d'encourager la collaboration entre l'anatomie et les disciplines voisines.

Seront publiés en priorité les articles expressément demandés nous tiendrons toutefois compte des articles qui nous seront envoyés dans la mesure où ils traitent d'un sujet dans son ensemble et correspondent aux standards des «Résultats». Les publications seront faites en langues anglaise, allemande et française.

Dans l'intérêt d'une publication rapide et d'une large diffusion les travaux publiés paraitront dans des cahiers individuels, diffusés séparément: 6 cahiers forment un volume.

En principe, seuls les manuscrits qui n'ont encore été publiés ni dans le pays d'origine ni à l'étranger peuvent nous être soumis. L'auteur d'engage en outre à ne pas les publier ailleurs ultérieurement.

Les auteurs recevront 25 exemplaires gratuits de leur publication.

Die Ergebnisse dienen der Veröffentlichung zusammenfassender und kritischer Artikel aus dem Gesamtgebiet der normalen Anatomie (Cytologie, Histologie, Cyto- und Histochemie, Elektronenmikroskopie, Makroskopie, experimentelle Morphologie und Embryologie und vergleichende Anatomie). Aufgenommen werden ferner Arbeiten anthropologischen und morphologisch-klinischen Inhaltes, mit dem Ziel die Zusammenarbeit zwischen Anatomie und Nachbardisziplinen zu fördern.

Zur Veröffentlichung gelangen in erster Linie angeforderte Manuskripte, jedoch werden auch eingesandte Arbeiten und Originalmitteilungen berücksichtigt, sofern sie ein Gebiet umfassend abhandeln und den Anforderungen der „Ergebnisse" genügen. Die Veröffentlichungen erfolgen in englischer, deutscher oder französischer Sprache.

Die Arbeiten erscheinen im Interesse einer raschen Veröffentlichung und einer weiten Verbreitung als einzeln berechnete Hefte; je 6 Hefte bilden einen Band.

Grundsätzlich dürfen nur Manuskripte eingesandt werden, die vorher weder im Inland noch im Ausland veröffentlicht worden sind. Der Autor verpflichtet sich, sie auch nachträglich nicht an anderen Stellen zu publizieren.

Die Mitarbeiter erhalten von ihren Arbeiten zusammen 25 Freiexemplare.

Manuscripts should be addressed to/Envoyer les manuscrits à/Manuskripte sind zu senden an:

Prof. Dr. A. Brodal, Universitetet i Oslo, Anatomisk Institutt, Karl Johans Gate 47 (Domus Media), Oslo 1/Norwegen

Prof. W. Hild, Department of Anatomy, The University of Texas Medical Branch, Galveston, Texas 77550 (USA)

Prof. Dr. R. Ortmann, Anatomisches Institut der Universität, D-5000 Köln-Lindenthal, Lindenburg

Prof. Dr. T. H. Schiebler, Anatomisches Institut der Universität, Koellikerstraße 6, D-8700 Würzburg

Prof. Dr. G. Töndury, Direktion der Anatomie, Gloriastraße 19, CH-8006 Zürich

Prof. Dr. E. Wolff, Collège de France, Laboratoire d'Embryologie Expérimentale, 49 bis Avenue de la belle Gabrielle, Nogent-sur-Marne 49/France

Ergebnisse der Anatomie und Entwicklungsgeschichte
Advances in Anatomy, Embryology and Cell Biology
Revues d'anatomie et de morphologie expérimentale

46 · 2

Editores
A. Brodal, Oslo · W. Hild, Galveston · R. Ortmann, Köln
T. H. Schiebler, Würzburg · G. Töndury, Zürich · E. Wolff, Paris

Ulrich Welsch

Die Entwicklung der C-Zellen und des Follikelepithels der Säugerschilddrüse

Elektronenmikroskopische und histochemische Untersuchungen

Mit 24 Abbildungen

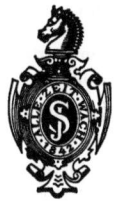

Springer-Verlag Berlin Heidelberg GmbH

Dr. rer. nat. Ulrich Welsch
Anatomisches Institut der Universität
23 Kiel, Neue Universität

ISBN 978-3-540-05780-2   ISBN 978-3-662-01074-7 (eBook)
DOI 10.1007/978-3-662-01074-7

Das Werk ist urheberrechtlich geschützt. Die dadurch begründeten Rechte, insbesondere die der Übersetzung des Nachdruckes, der Entnahme von Abbildungen, der Funksendung, der Wiedergabe auf photomechanischem oder ähnlichem Wege und der Speicherung in Datenverarbeitungsanlagen, bleiben, auch bei nur auszugsweiser Verwertung, vorbehalten

Bei Vervielfältigungen für gewerbliche Zwecke ist gemäß § 54 UrhG eine Vergütung an den Verlag zu zahlen, deren Höhe mit dem Verlag zu vereinbaren ist

© by Springer-Verlag Berlin Heidelberg 1972. Library of Congress Catalog Card Number 72—75722
Ursprünglich erschienen bei Springer-Verlag Berlin Heidelberg New York 1972

Die Wiedergabe von Gebrauchsnamen, Handelsnamen, Warenbezeichnungen usw. in diesem Werk berechtigt auch ohne besondere Kennzeichnung nicht zu der Annahme, daß solcheNamen im Sinne der Warenzeichen- und Markenschutz-Gesetzgebung als frei zu betrachten wären und daher von jedermann benutzt werden dürften

Inhalt

Einführung	7
Material und Methoden	8
Elektronenmikroskopie	9
Histochemie	9
a) Lichtmikroskopische Enzymnachweise	9
b) Elektronenmikroskopische Enzymnachweise	9
Gefrierätzung	9
Befunde	9
A. Elektronenmikroskopie	10
I. Ratte	10
a) Zellen der medianen Schilddrüsenanlage (F-Zellen)	10
b) Zellen, die vermutlich der lateralen Schilddrüsenanlage (= Ultimobranchialkörperanlage) entstammen	12
II. Katze	15
a) F-Zellen	16
b) C-Zellen	19
III. Hund	22
a) F-Zellen	22
b) C-Zellen	24
IV. Meerschweinchen	24
a) Elektronenmikroskopie	24
b) Gefrierätzung	26
B. Histochemie	26
I. Follikelepithelzellen	26
II. C-Zellen	29
C. Innervation	34
D. Gefäße	35
Diskussion	37
Zusammenfassung	45
Summary	46
Literatur	47
Sachverzeichnis	52

I. Einführung

Seit den Untersuchungen von Copp et al. (1962) ist bekannt, daß bei den Säugetieren neben dem Parathormon ein zweiter Faktor die Calcium-Homöostase beeinflußt, der von Copp et al. „Calcitonin" genannt wurde. Experimente von Hirsch et al. (1963) ergaben, daß die Schilddrüse die Quelle dieses humoralen Faktors ist. Er wurde deshalb auch als „Thyrocalcitonin" bezeichnet.

Auf Grund der Ergebnisse von Perfusionsversuchen mit calciumreichem Blut an der Schilddrüse vermuteten Foster et al. (1964), daß das Calcitonin aus den sog. parafollikulären Zellen der Thyreoidea stamme. Diese Vermutung wurde von Hargis et al. (1966) auf Grund immunohistochemischer Befunde bestritten, dann aber mit verbesserter Methode von Bussolati und Pearse (1967) und Kracht et al. als zutreffend (1968) bestätigt. Die parafollikulären Zellen wurden in der Folge von Pearse (1966) „C-Zellen" genannt. Lichtmikroskopisch-histochemische, cytochemische und elektronenmikroskopische Untersuchungen zeigten, daß sie bei allen untersuchten Säugern — einschließlich des Menschen — ein eigenständiges Zellensystem in der Schilddrüse bilden, das klar vom thyroxinsynthetisierenden Follikelepithel abgegrenzt ist (Gabe, 1956; Sandritter et al., 1956; Ekholm, 1964; Luciano und Reale, 1964; Pearse, 1966; Carvalheira und Pearse, 1967; Welsch und Pearse, 1969; Welsch et al., 1969; Kalina et al., 1970; Kracht et al., 1970; Solcia et al., 1970).

Das Produkt der C-Zellen — das Calcitonin — besitzt die Kriterien eines Hormons: es wird in spezifischen Zellen in elektronenmikroskopisch nachweisbaren Granula gespeichert (De Grandi, Kraehenbuhl und Campiche, 1971) und auf einen spezifischen Stimulus (erhöhter Calciumspiegel) in die Blutbahn abgegeben (Foster et al., 1964; Matsuzawa et al., 1966; Rohr et al., 1968; Ericson, 1968; Nanba et al., 1969). Mit dieser Feststellung war die Bedeutung der parafollikulären (C-)Zellen, die erstmalig von Baber (1876) beim Hund beobachtet, dann von Bensley (1914) beim Opossum und von Nonidez (1932a, b) beim Hund untersucht wurden (ältere Lit. s. Bargmann, 1939), in vieler Hinsicht geklärt.

Ein besonderes klinisch-pathologisches Interesse an den C-Zellen ergab sich aus der Beobachtung, daß zum Syndrom des medullären Schilddrüsencarcinoms (Lit. s. Williams, 1970) eine Erhöhung des Calcitoninspiegels im Serum gehörte. Mit dieser Feststellung erhielt die Vermutung von Williams (1966), die Tumorzellen seien C-Zellen, erhöhte Wahrscheinlichkeit. Inzwischen ist diese Hypothese durch elektronenmikroskopische Untersuchungen des Tumorgewebes und biochemische Calcitoninanalysen von erkranktem Schilddrüsengewebe bestätigt worden (Williams, 1970; Melvin et al., 1970). Das neoblastische Gewebe ist bilateral im dorsalen Teil des zentralen Abschnittes der Schilddrüse lokalisiert. Diese Lage läßt sich mit der Annahme einer ultimobranchialen Herkunft der C-Zellen (s.u.) in Einklang bringen.

Die Frage, woher die C-Zellen stammen, wird allerdings widersprüchlich beantwortet. Einmal werden sie für Differenzierungen des Follikelepithels der Schilddrüse gehalten (Nonidez, 1931, 1932; Sugiyama, 1954; Young und Leblond,

1963; Azzali, 1966), zum anderen für Derivate der Anlage des Ultimobranchialkörpers, die im Verlaufe der Embryonalentwicklung der Säugetiere zum größten Teil in die mediale Schilddrüse als sog. „laterale" Schilddrüsenanlage (Henneberg, 1937) einwandert (Born, 1883; Godwin, 1937; Pearse und Carvalheira, 1967; Stoeckel und Porte, 1970; van Dyke, 1945, 1959). Diese Auffassung gilt nach Lietz, Wöhler und Pomp (im Druck) auch für den Menschen. Nach Yoshimura (1962) sollen sich die C-Zellen in F-Zellen umwandeln können.

Diese widersprüchlichen Angaben über Herkunft und Schicksal des C-Zellsystems waren der Anlaß, die ontogenetische Differenzierung der Schilddrüsenzellen einer Reihe von Säugetieren zu verfolgen. Ferner verdient die Frage Beachtung, wie sich dieser Vorgang bei Tieren mit unterschiedlich langer intrauteriner Entwicklung und bei Nestflüchtern und Nesthockern abspielt. Dementsprechend werden die Befunde (S. 9—36) nicht in der Reihenfolge der systematischen Stellung der untersuchten Formen geschildert. Durch eine derartige Studie könnte geklärt werden, ob und auf welche Art und Weise sich die Beziehung der C-Zellen zum Calcium- und Phosphatstoffwechsel im ultrastrukturellen und cytochemischen Verhalten der C-Zellen von Embryonen, neugeborenen und sehr jungen Tieren widerspiegelt.

Die Differenzierung des Follikelepithels war wiederholt Gegenstand lichtmikroskopischer (Lit. bei Bargmann, 1939; Sugiyama, 1957; Taki, 1958; Pickering et al., 1961) und elektronenmikroskopischer Studien. Diese Untersuchungen sind an den Schilddrüsen embryonaler und weniger Tage alter Hühner (Fujita und Tanizawa, 1966), Ratten (Ishikawa, 1965) und Menschen (Boyd, 1964; Shepard, 1968) durchgeführt worden, führten aber hinsichtlich einer Reihe von Fragen, z. B. nach der Bildung des Kolloids, zu unterschiedlichen Resultaten. Außerdem sollen den physiologischen Daten von Pickerung (1968, hier Literatur), Geloso et al. (1968), Samel (1968), Feldman et al. (1961) und Schapiro (1968), die sich vorwiegend mit dem Anstieg des Thyroxingehalts der Schilddrüse neugeborener und junger Tiere befassen, ultrastrukturelle Untersuchungen zur Seite gestellt werden. Schließlich sollen histochemische Angaben über die Schilddrüse adulter Tiere (Pepler und Pearse, 1957a; Neumann, 1963; Wollmann et al., 1964; Shepard et al., 1964; Bertolini et al., 1968) durch Befunde an Tieren jüngeren Alters erweitert werden, um so auch den funktionellen Zustand histologisch wenig differenzierter Schilddrüsen zu erfassen.

II. Material und Methoden

Schilddrüsen folgender Tiere wurden untersucht: 1. Ratte (Embryonen vom 13., 15., 17., 19. und 20. Tag der Tragzeit, Tiere vom 1., 2., 3., 6., 10., 14. und 21. Lebenstag sowie 2, 3, 6, 12 und 14 Monate alte Tiere). Die Altersbestimmung der Embryonen erfolgte vom Zeitpunkt der Befruchtung an. Je drei Tiere für Elektronenmikroskopie und Histochemie. 2. Meerschweinchen (1, 7 und 14 Tage, 3, 6, 13 Monate alte Tiere). Je drei Tiere für Elektronenmikroskopie und Histochemie. 3. Kaninchen (1 und 7 Tage, 3 und 15 Monate alte Tiere). Je drei Tiere für Elektronenmikroskopie und Histochemie. 4. Hund (Pudel, Dingo-Wolf-Mischlinge: 1 und 14 Tage, 5 Wochen, 4 Monate, 2 Jahre alte Tiere). Je zwei Tiere für Elektronenmikroskopie und Histochemie[1]. 5. Katze (1, 2, 4, 7, 10, 14, 20 und 30 Tage, 3 Monate, 1 und 4 Jahre alte Tiere). Je ein Tier für Elektronenmikroskopie und Histochemie[1].

---
1 Den Herren Prof. Dr. H. Haug (Kiel) und Prof. Dr. Dr. h.c. W. Herre (Kiel) danke ich für die Überlassung von Schilddrüsenmaterial.

Elektronenmikroskopie

Die Embryonen wurden durch Immersion, die jungen und erwachsenen Tiere durch Perfusion fixiert. Fixierungsflüssigkeit: 3,5% phosphatgepuffertes Glutaraldehyd (pH 7,6). Auswaschen in Phosphatpuffer (pH 7,6). Nachfixation in 4% OsO_4. Dehydrierung in einer Alkoholreihe. Einbettung in Araldit über eine 30minütige Propylenoxidstufe. Dünnschnitte wurden je 5 min in Uranylacetat (gesättigte Lösung in 70% Methanol) und Bleicitrat kontrastiert. Elektronenmikroskope: Zeiss EM 9A und Siemens 101. Schnitte des in Araldit eingebetteten Materials wurden für die lichtmikroskopische Orientierung besonders an dem embryonalen Material mit Toluidinblau angefärbt.

Histochemie (Ratte, Meerschweinchen, Kaninchen, Hund)

a) Lichtmikroskopische Enzymnachweise

1. Saure Phosphatase nach Barka und Anderson (1963), 2. Alkalische Phosphatase nach Burstone (1962), 3. α-Naphthyl-acetat-Esterase nach Barka und Anderson (1963), 4. Indoxylacetat-Esterase nach Holt und Whithers (1958), 5. Acetylcholinesterase nach Gomori (1948), 6. Butyrylcholinesterase nach Gomori (1948), 7. β-Glucuronidase nach Hayashi et al. (1964), 8. β-Glucosaminidase nach Hayashi (1965), 9. Leucinaminopeptidase nach Burstone (1962), 10. NADH-Diaphorase nach Pearse (1960), 11. NADPH-Diaphorase nach Pearse (1960), 12. α-Glycerophosphat-Dehydrogenase nach Pearse 1960), 13. Bernsteinsäure-Dehydrogenase nach Burstone (1962).

Das Material für die Enzymnachweise 1—9 wurde in neutralem Formol (10 Teile Formaldehyd konz., 90 Teile Wasser, 30 g Calciumacetat) bei +4°C 6—7 Std lang fixiert und anschließend für zwei bis drei Tage in kalter Saccharose-Gummi-arabicum-Lösung (60 g Saccharose, 2 g Gummi arabicum auf 200 ml mit H_2O aufgefüllt) aufbewahrt. Die Gewebestücke wurden in CO_2 eingefroren und im Kryostaten geschnitten (7 μ). — Das Material für die Enzymnachweise 10—13 wurde unfixiert in flüssigem Stickstoff eingefroren und ebenfalls im Kryostaten geschnitten.

Inkubationszeiten: Saure, alkalische Phosphatase, Indoxylacetat-Esterase, Acetyl-, Butyrylcholinesterase, β-Glucuronidase, β-Glucosaminidase je 35 min bei 37°C, α-Naphthylacetat-Esterase 15 min bei Zimmertemperatur, Diaphorasen, α-Glycerophosphat-Dehydrogenase, Bernsteinsäure-Dehydrogenase je 30 min bei 37°C.

b) Elektronenmikroskopische Enzymnachweise

1. Saure Phosphatase nach Smith und Farquhar (1966), 2. Cholinesterase nach Lewis und Shute (1966).

Gefrierätzung nach Mohr (1966)[2]

Schilddrüsen 3 Monate alter Meerschweinchen wurden in 0,5—1 mm dicke Scheiben geschnitten und 1/2 Std in 30% Glycerin (in physiologischer Kochsalzlösung) belassen; Einfrieren: in Freon; Gefrierätzung: bei −100°, nur mechanisch hergestelle Grobschnitte (2—3 mm dick) 1 min geätzt; Bedampfen: mit Pt/C unter 40°, +C senkrecht; Reinigung des Abdrucks: in H_2SO_4 (70%) über Nacht; Elektronenmikroskop: Siemens Elmiskop I.

III. Befunde

Unsere lichtmikroskopisch-histologischen Beobachtungen an der Rattenschilddrüse stimmen gut mit den entsprechenden Ergebnissen älterer (Henneberg, 1937) und neuerer (Stöckel und Porte, 1970) Autoren überein. Deshalb werden hier nur die elektronenmikroskopischen Befunde mitgeteilt.

---

[2] Herrn Prof. Dr. E. Knoop und besonders Herrn Dr. W. Buchheim, Bundesmilchforschungsanstalt Kiel, danke ich für ihre Hilfe bei der Herstellung der gefriergeätzten Präparate.

A. Elektronenmikroskopie
I. Ratte
a) Zellen der medianen Schilddrüsenanlage (F-Zellen)

13.—15. Tag. Die mediane Schilddrüse besteht zu diesem Zeitpunkt aus Gruppen dichtgepackter, oft länglicher Zellen, die schmale Fortsätze entsenden. Die umfangreichen Kerne der Thyreoideazellen besitzen eine helle Matrix, in der 2 Nucleoli mit pars amorpha und Nucleolonema deutlich hervortreten. Die Kernoberfläche ist überwiegend glatt, doch lassen sich einzelne tiefe Einkerbungen beobachten. Hauptcharakteristikum des Cytoplasmas sind große Mengen freier Ribosomen (Abb. 1a), die meist in Rosettenform auftreten. Zisternen des endoplasmatischen Reticulums (E.R.) kommen nur vereinzelt vor. Die Membranen des E.R. sind ebenso wie die äußere Kernmembran in unregelmäßigen Abständen mit Ribosomen besetzt (=rauhes E.R.). Die Membran des E.R. ist vielfach unterbrochen und durch gewundene Ribosomenketten oder -spiralen ersetzt, wie sie auch in Nähe der Kernporen anzutreffen sind. Das Lumen der Zisternen ist an solchen Stellen erweitert. Die Menge des rauhen E.R. ist am 15. Tag etwas umfangreicher als am 13. Tag. Einzelne Mitochondrien (Crista-Typ) mit dichter Matrix begleiten die E.R.-Zisternen. Der kleine Golgiapparat, in dessen Nähe die 2 Zentriolen liegen, besteht aus 2—3 übereinanderliegenden Zisternen, die von hellen Bläschen umgeben werden.

Im Cytoplasma kommen kleinere Glykogenfelder vor, die meist zentral gelegene Lipideinschlüsse enthalten.

17. Tag. Die Zellen sind durch Desmosomen miteinander verbunden. Ihr Umfang hat zugenommen, und sie besitzen jetzt eine mehr rundliche bis polygonale Gestalt. Besonders in der Peripherie des Zellkerns erscheinen Abschnitte mit elektronendichtem Chromatin. Im Cytoplasma dominieren weiterhin die freien Ribosomen. Glykogen ist ebenfalls in kleinen Mengen vorhanden. Ein neues, aber selten vorkommendes Strukturelement sind kleine elektronendichte membranumhüllte Granula und größere helle feingranuläre Einschlüsse (Abb. 1b).

19. Tag. Zahlreiche F-Zellen bilden jetzt größere Zellhaufen, die durch erweiterte interstitielle Räume voneinander getrennt sind, oder sie sind bereits in Form kleiner Follikel angeordnet. Die Zellen eines Follikels sind schon durch kompliziertere Desmosomen mit tight-junction verbunden. Sowohl die Follikel als auch die ungeordneten Zellkomplexe sind von einer Basalmembran umgeben. Öfter werden zwei oder drei Follikel von einer Basalmembran umhüllt. Unter der Basalmembran treten wenige Blutgefäße und Kollagenfasern auf. Die Oberfläche des Zellkerns ist mit z.T. sehr tiefen Einschnitten versehen. Im Cytoplasma ist an die Stelle der freien Ribosomen, die aber noch zahlreich vorhanden sind, großenteils rauhes E.R. getreten, dessen ausgedehnte Zisternen im Gegensatz zu den Verhältnissen bei früheren Stadien häufig recht weitlumig sind. Ihr Ribosomenbesatz ist dichter als bei jüngeren Stadien. In einigen der Zellen, die bereits einen Follikel aufbauen, ist das rauhe E.R. in der Zellbasis konzentriert, öfter jedoch circumnucleär angeordnet. Die großen Mitochondrien sind mitunter in dichteren Ansammlungen im Zellapex, sonst regelmäßig zwischen den Zisternen des E.R. anzutreffen. In unorganisierten Zellgruppen ist der spätere Zellapex vereinzelt bereits deutlich an einer größeren Vacuole zu erkennen, in die Mikro-

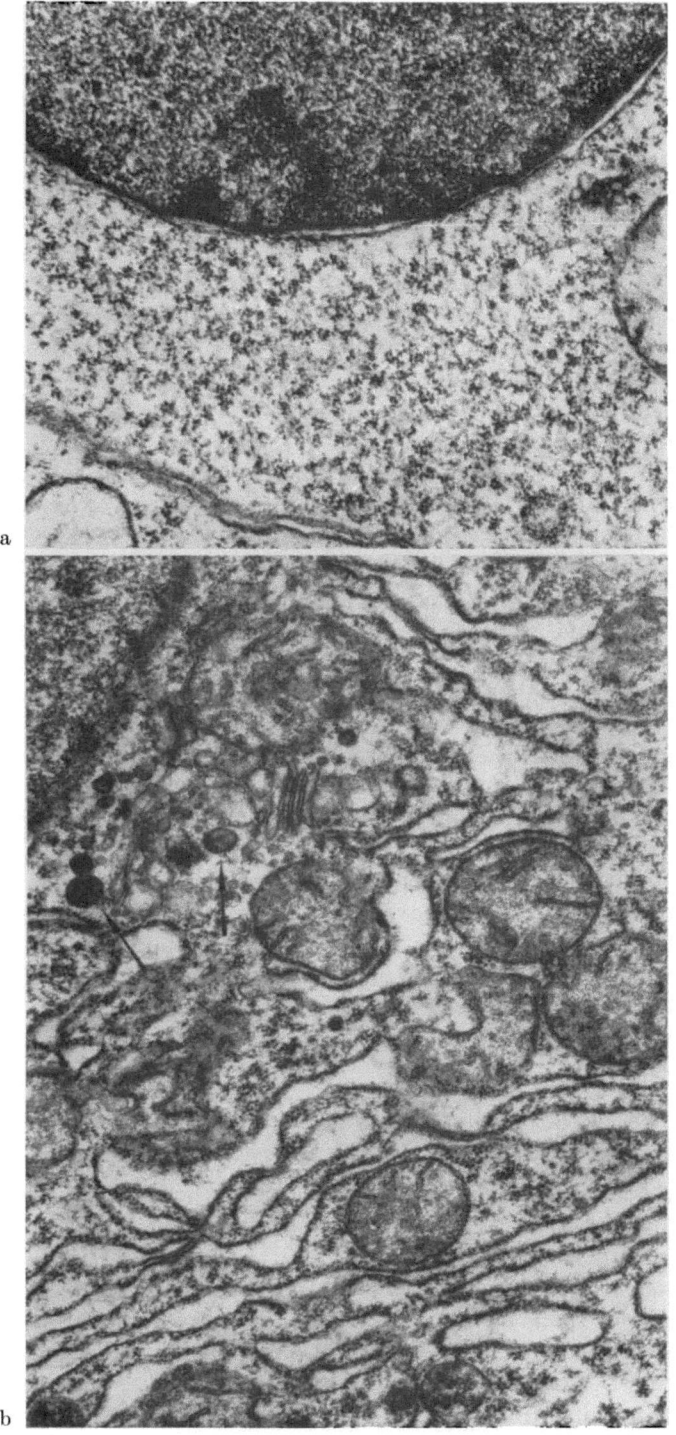

Abb. 1a u. b. a Ratte, Embryo, 14 Tage alt. Ausschnitt einer Zelle der medianen Schilddrüsenanlage. Beachte den Reichtum an freien Ribosomen. b Ratte, Embryo, 17 Tage alt. Relativ weit entwickelte Follikelepithelzelle (= F-Zelle) mit E.R.-Zisternen, Mitochondrien und einzelnen granulären Einschlüssen (Pfeile). OsO_4-Fixierung. Vergr. 18000×

villi hineinragen. Die Apices mehrerer solcher Zellen, die durch größere Desmosomen verbunden sind, konvergieren zu einem Zentrum. Elektronendichte Granula bzw. granulär strukturierte Zelleinschlüsse sind weiterhin selten.

Die Zellen, die die Wand eines kleinen Follikels aufbauen, sind weiter differenziert als diejenigen in den Zellhaufen, die keine zentrale Kolloidansammlung enthalten. Ihr Golgiapparat ist umfangreicher. Die Centriolen treten zwischen dem meist supranucleären Golgifeld und dem apikalen Plasmalemm deutlich hervor. An der Basis der apikalen Mikrovilli lagern einzelne helle Bläschen. Parallel zu allen Zellmembranen verlaufen einzelne Mikrotubuli.

20. Tag. Die soeben erwähnten „hellen" Vesikel treten in den Apices der F-Zellen vermehrt auf. Zum Teil sind sie sehr eng mit E.R.-Zisternen assoziiert, denen an solchen Stellen oft der Ribosomenbesatz fehlt und deren Membranen hier bläschenförmig ausgestülpt sind.

Neugeborene Tiere. Die Mehrzahl der F-Zellen ist in Form von kleinen Follikeln organisiert. Daneben kommen aber noch Stränge weniger weit differenzierter Zellen vor, die besonders auf Grund ihrer langgestreckten und relativ weitlumigen rauhen E.R.-Zisternen ebenfalls als F-Zellen anzusprechen sind. Größere Granula und andere Einschlüsse, wie sie für ältere Tiere kennzeichnend sind, treten stark zurück. Der Villisaum ist dagegen hoch und dicht. Mitosen sind regelmäßig anzutreffen. Die F-Zellen der Neugeborenen sind also vor allem durch ihre weiten, rauhen E.R.-Zisternen, die häufig noch apikal vorkommen, dazwischenliegende große Mitochondrien, einen aktiven Golgiapparat (mit einem Kranz heller Bläschen und einzelnen erweiterten Zisternen) und apikale Mikrovilli gekennzeichnet. Der Zellkern ist voluminös und nimmt meist 2/3—3/4 der Längsachse der Zelle ein. Granula treten in den Hintergrund.

Das Erscheinungsbild der Schilddrüse juveniler Ratten wird ungefähr nach 2 Wochen erreicht, doch ist stets noch eine größere Zahl weniger weit entwickelter Zellen vorhanden. Die F-Zellen juveniler Ratten unterscheiden sich von denen infantiler Tiere besonders durch die starke Zunahme an dunklen Granula (= Cytosomen, Seljelid, 1967) und größeren hellen Einschlüssen, die in ihrer Dichte dem Kolloid ähneln sowie einem allgemein polaren Aufbau der Zellen mit basalem E.R. und apikaler Golgi- und Granularegion.

b) Zellen, die vermutlich der lateralen Schilddrüsenanlage
(= Ultimobranchialkörperanlage) entstammen

Hierher gehören sehr wahrscheinlich sowohl C- als auch F-Zellen (s. Diskussion); die F-Zellen entwickeln sich in gleicher Weise wie die F-Zellen der medianen Schilddrüsenanlage.

Im untersuchten Material war die laterale Schilddrüsenanlage am 15. Tag an der Peripherie, am 17. Tag als kompakte Zellmasse innerhalb der medianen Schilddrüsenanlage zu erkennen (Abb. 2a) (Henneberg, 1937). Ihre Zellen sind durch einfache Desmosomen miteinander verbunden; in den abschnittsweise erweiterten Interzellularraum ragen mikrovilliähnliche Zellfortsätze. Die Zellen dieser Anlage sind einander zunächst sehr ähnlich, ihr Kern besitzt einen oder zwei typische Nucleoli und eine sehr helle Matrix. Das Cytoplasma ähnelt dem der beschriebenen Zellen der medianen Schilddrüsenanlage, ist aber durchschnitt-

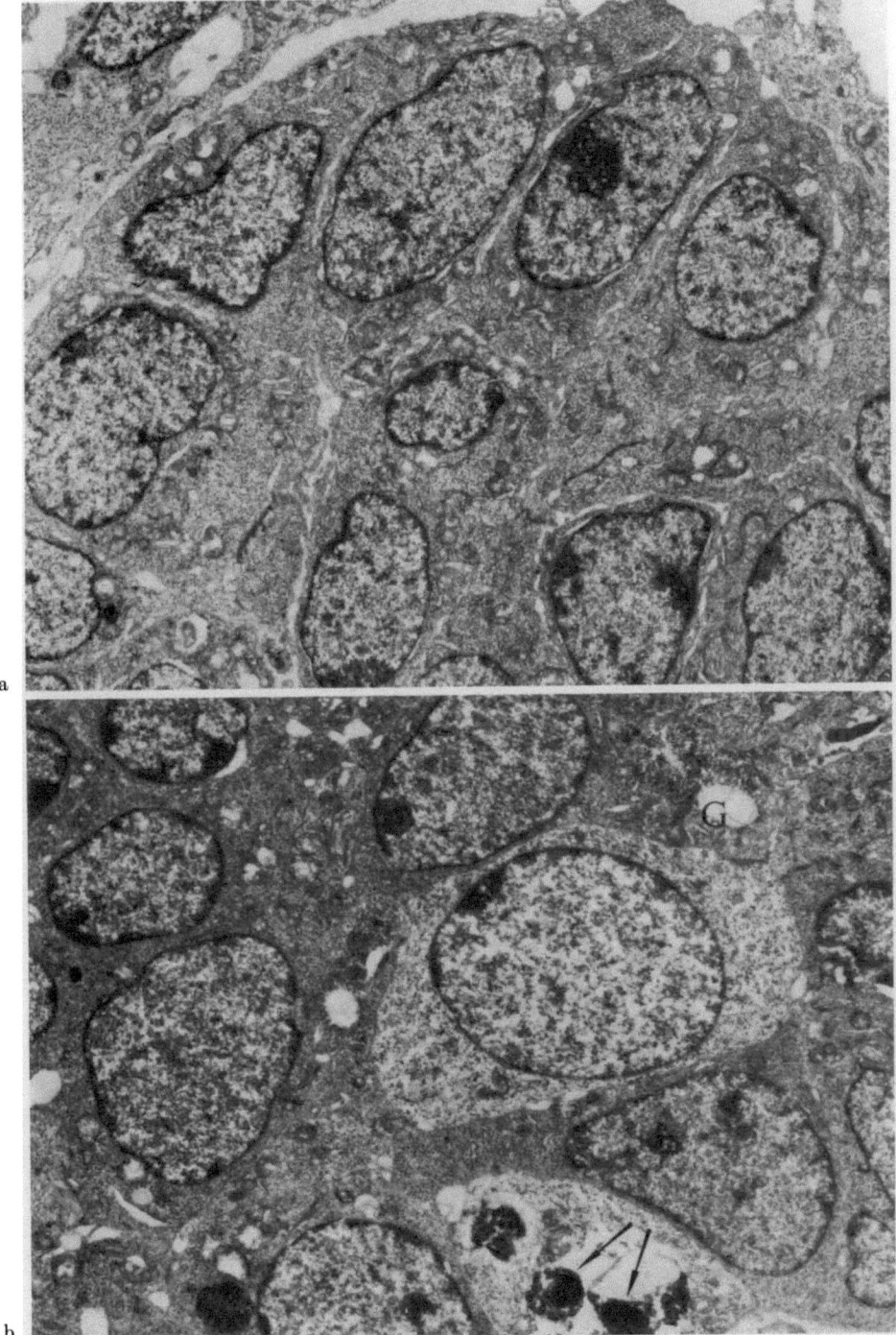

Abb. 2a u. b. Ratte. a 16 Tage, b 17 Tage alte Embryonen, in die mediane Schilddrüse eingewanderte Zellen des Ultimobranchialkörpers. Beachte auf b einzelne helle Zellen, die z.T. größere Abbaukörper (Pfeile) enthalten sowie Glykogen- (G) und Fetteinschlüsse in den dunkleren Zellen. Vergr. 6000×

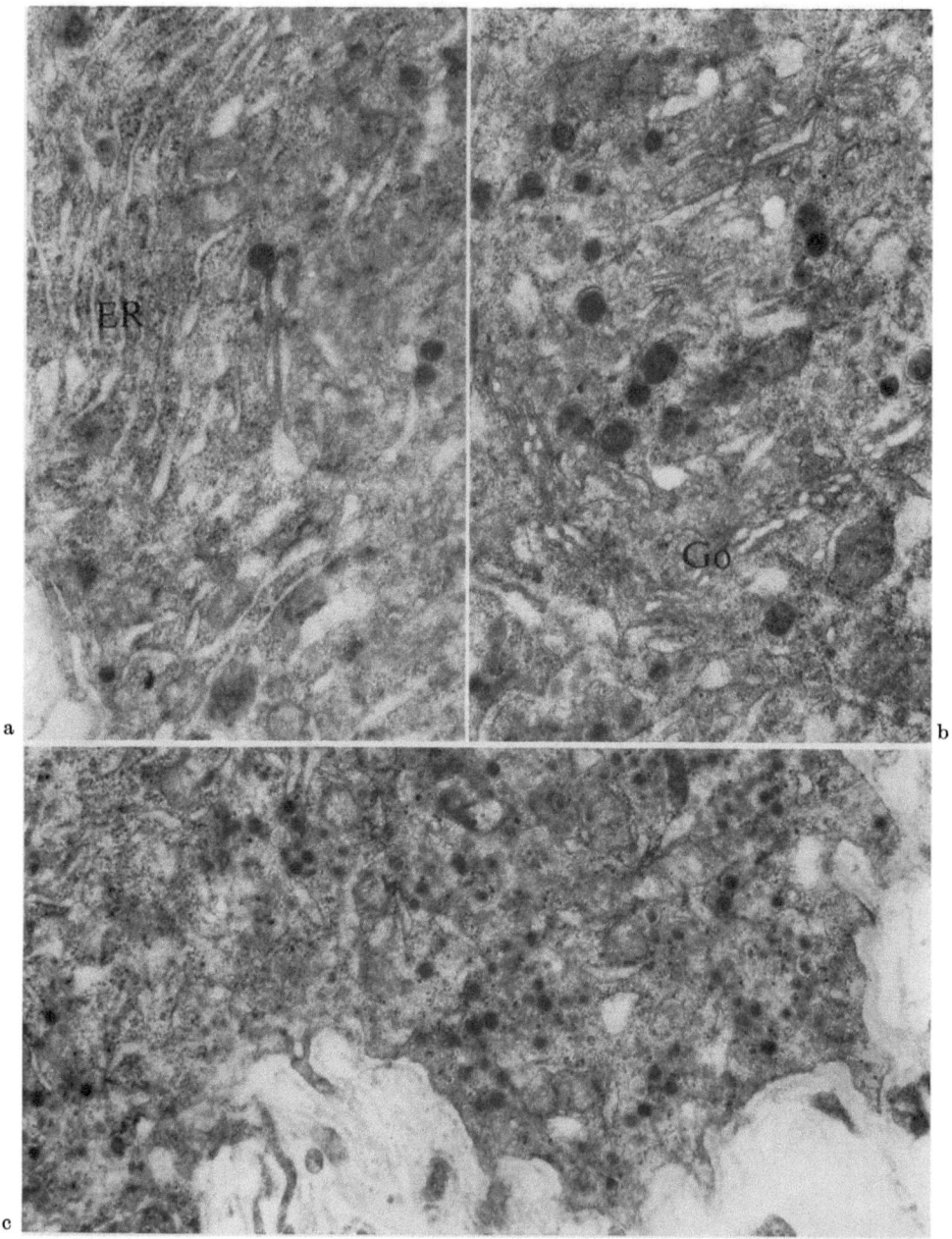

Abb. 3a—c. Ratte. a 19 Tage, b 20 Tage alte Embryonen. c neugeborenes Tier, C-Zellen. Beachte auf a das gut entwickelte E.R.-System und einzelne Granula. Auf c ist eine Zelle mit besonders granulareicher Peripherie abgebildet. *E.R.* rauhes endoplasmatisches Reticulum, *Go* Golgiapparat. Vergr. 18000×

lich dunkler. Im Cytoplasma herrschen freie Ribosomen vor, regelmäßig treten kleine Glykogenfelder mit Lipideinschlüssen auf. Einzelne Zellen enthalten umfangreiche elektronendichte Einschlüsse (Abb. 2b), die den „odd bodies" der Zellen in der Adenohypophysen-Anlage stark ähneln (Schechter, 1970). Die Mitochondrien (Christa-Typ) weisen mitunter Myelinfiguren auf.

Seltener befinden sich am *17. Tag* in dem Zellverband, der der lateralen Schilddrüse entstammt, größere Zellen mit sehr hellem glykogenreichem Cytoplasma, in dem E.R.-Membranen nur spärlich ausgebildet sind (Abb. 2b).

19. Tag. In Zellkomplexen der lateralen Schilddrüsenanlage mit und ohne Follikellumen treten sehr große Zellen mit vergleichsweise kleinem Kern auf. Sie liegen stets innerhalb der Basalmembran und kommen immer zusammen mit F-Zellen vor. Sie sind mit den F-Zellen über einfache Desmosomen verbunden. Ihre Zahl ist insgesamt gering. Neben freien Ribosomen enthält ihr Cytoplasma ein gut entwickeltes rauhes endoplasmatisches Reticulum, dessen einzelne Zisternen öfter parallel ausgerichtete Lamellenstapel bilden (Abb. 3a). Die einzelnen Zisternen sind meist viel kürzer und englumiger als die der F-Zellen. Das Golgifeld ist ausgedehnter als in diesen. In seiner Nähe und abschnittsweise in der Zellperipherie enthalten diese Zellen zu diesem Zeitpunkt kleine elektronendichte Granula, die sie als C-Zellen kennzeichnen. Der Durchmesser dieser Granula beträgt 4—800 Å. Pro Schnittfläche treten durchschnittlich 40—50 Granula auf, selten sind es ca. 100, öfter weniger (bis zu 10). Die C-Zellen enthalten weiterhin größere Mengen kleiner Mitochondrien (Crista-Typ) und selten angetroffen kurze intrazelluläre Cilien.

Neugeborene Tiere. C-Zellen liegen sowohl im Follikelepithel — ohne die Oberfläche zu erreichen — als auch in Zellhaufen ohne zentrales Kolloid. Sie treten infolge ihres durchschnittlich größeren Granulagehaltes deutlicher hervor als auf den vorhergehenden Stadien und strecken basal z.T. sehr lange granulahaltige Füßchen in den interfollikulären Raum. Die Granula sind unterschiedlich elektronendicht. Ihre Zahl wechselt in den einzelnen Zellen stark (Abb. 3b, c). Der Golgiapparat ist weiterhin sehr viel umfangreicher als in den F-Zellen. Parallel verlaufende Systeme des rauhen E.R. sind verbreitet. Kleine Mitochondrien mit dichter Matrix sind auffallend zahlreich und bilden zu diesem Zeitpunkt das häufigste Zellorganell. Mitosen sind regelmäßig anzutreffen.

Das Erscheinungsbild der C-Zellen juveniler Tiere wird nach 2—3 Wochen erreicht. Es unterscheidet sich von dem der jüngeren Tiere dadurch, daß die Zahl der Granula in allen C-Zellen gleichmäßig zugenommen hat. Die Granula sind in überwiegender Mehrheit stark elektronendicht. Im Zentrum der Zelle sind sie lockerer verteilt als in der Peripherie. Nach Abschluß der Hauptwachstumsperiode nimmt die Zahl der Granula weiter zu. Sie füllen meist dichtgepackt das gesamte Cytoplasma aus. Rauhes E.R. und Mitochondrien treten bei alten Tieren zurück, dagegen nimmt die Zahl der Lysosomen ebenso wie *der Sekretgranula* zu.

II. Katze

Elektronenmikroskopische Befunde an neugeborenen, infantilen, juvenilen und adulten Katzen.

Die Zellen in der Schilddrüse neugeborener Katzen sind in ihrer Mehrheit bereits in Form kleiner Follikel angeordnet. Daneben kommen aber auch noch

Zellhaufen und -stränge ohne kolloidhaltiges Zentrallumen vor. Solche ungeordneten Formationen sind ebenso wie die Follikel von einer Basalmembran umgeben. Das interfolliculäre Interstitium enthält locker verteilte Gefäße und Nervenstämme. Fibrocyten und Kollagenfaserbündel sind spärlich, freie Zellen, z. B. Mastzellen, selten.

a) F-Zellen

Die F-Zellen eines Follikels sind unterschiedlich weit differenziert. Ihre Höhe schwankt ebenso wie der Gehalt an elektronendichten Granula, die sogar fehlen können. Desmosomen treten vor allem apikal, aber auch basal auf. Weniger weit entwickelte Zellen enthalten apikal größere Mengen rauhen E.R.s. Soweit sie sich in der Wand eines Follikels befinden, zeigen die F-Zellen öfter bereits einen polaren Aufbau. Basal befinden sich vielfach sehr ausgedehnte und weitlumige granuläre E.R.-Zisternen, deren Ribosomenbesatz ungleichmäßig ist. In Cytoplasmastreifen zwischen dem E.R. und Kern und apikal lagern freie Ribosomen und längliche Mitochondrien (Crista-Typ). Der Golgiapparat nimmt Apex und seitliche Zellabschnitte ein. Er besteht aus 3—4 englumigen und oft außerdem einer weiteren aufgeblähten Zisterne. Er wird von einzelnen hellen glattwandigen Bläschen und Stachelsaumbläschen umgeben, deren Menge in den einzelnen Zellen schwankt. Randgebiete des Golgifeldes werden oft vom E.R.-System erreicht, das mit einzelnen Zisternen auch apikal vorkommen kann und dessen Membranen bläschenförmige Vorstülpungen aufweisen. In der Nähe des Golgifeldes treten in einzelnen Zellen unterschiedlich große, meist homogen elektronendichte Granula (=Cytosomen, Seljelid, 1967) auf — häufig sind es ca. 5 pro Schnittfläche. Apikal kommen vereinzelt auch schon größere Einschlüsse von der Dichte des Kolloids vor. Mikrotubuli verlaufen von basal nach apikal und parallel zur Oberfläche, welche eine Reihe von kräftigen Mikrovilli trägt. Im Zentrum der Villi verlaufen parallel zur Längsachse gerichtet Filamente und Mikrotubuli. Unter dem apikalen Plasmalemm treten einzelne glattwandige und Stachelsaumbläschen auf. Glykogen und Fetteinschlüsse fehlen. Die Kerne solcher Zellen sind voluminös, rundlich mit zahlreichen Einschnitten und enthalten eine überwiegend helle Matrix. Ihr Durchmesser nimmt oft bis zu 3/4 der gesamten Zell-Längsachse ein. Mitosefiguren sind regelmäßig zu finden.

An der Basis des Follikelepithels treten oft Gruppen kleinerer langgestreckter F-Zellen auf, deren Kern längliche Gestalt besitzt. Im Unterschied zu den C-Zellen enthalten sie ausgedehnte und weitlumige E.R.-Zisternen mit eng benachbarten Mitochondrien. Solche Zellen enthalten ebenso wie die erwähnten Zellstränge im allgemeinen keine granulären Einschlüsse. Das Kolloid tritt zuerst als intracellulärer Einschluß auf, in den Mikrovilli hineinragen.

In den Schilddrüsen 4 Tage alter Tiere sind kolloidlose interfolliculäre Zellstränge bereits seltener. Die Zahl der F-Zellen mit apikalen elektronendichten Granula hat zugenommen (Abb. 4). Direkt unter dem apikalen Plasmalemm treten Reihen heller Bläschen mit grobkörnigem, locker verteiltem Inhalt (Abb. 5a) sowie Stachelsaumbläschen auf. Im apikalen und lateralen Cytoplasma lagern jetzt schon mehrfach anzutreffende sehr umfangreiche Einschlüsse, von einer Dichte, die oft der des Kolloids entspricht, meist aber heller erscheint. Sie sind von einer Membran umgeben und oft unmittelbar typischen Lysosomen benach-

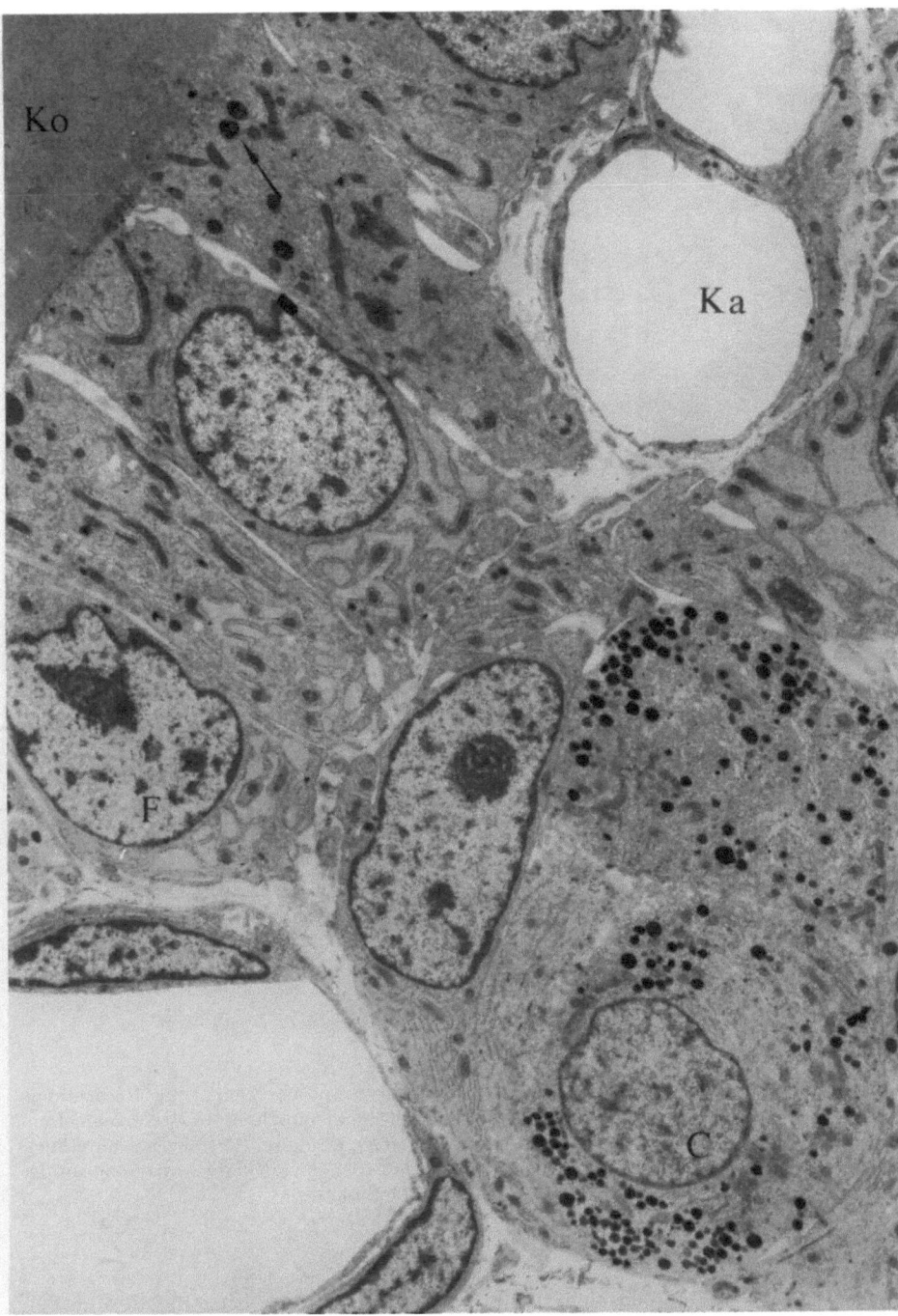

Abb. 4. Katze, 8 Tage alt, F- und C-Zellen. Das Follikelepithel ist sehr hoch, apical treten vermehrt Cytosomen (Pfeil) auf. Um die C-Zellen herum lagern wenig differenzierte F-Zellen. *Ko* Kolloid, *Ka* Kapillare, *F* F-Zelle, *C* C-Zelle. Vergr. 7000×

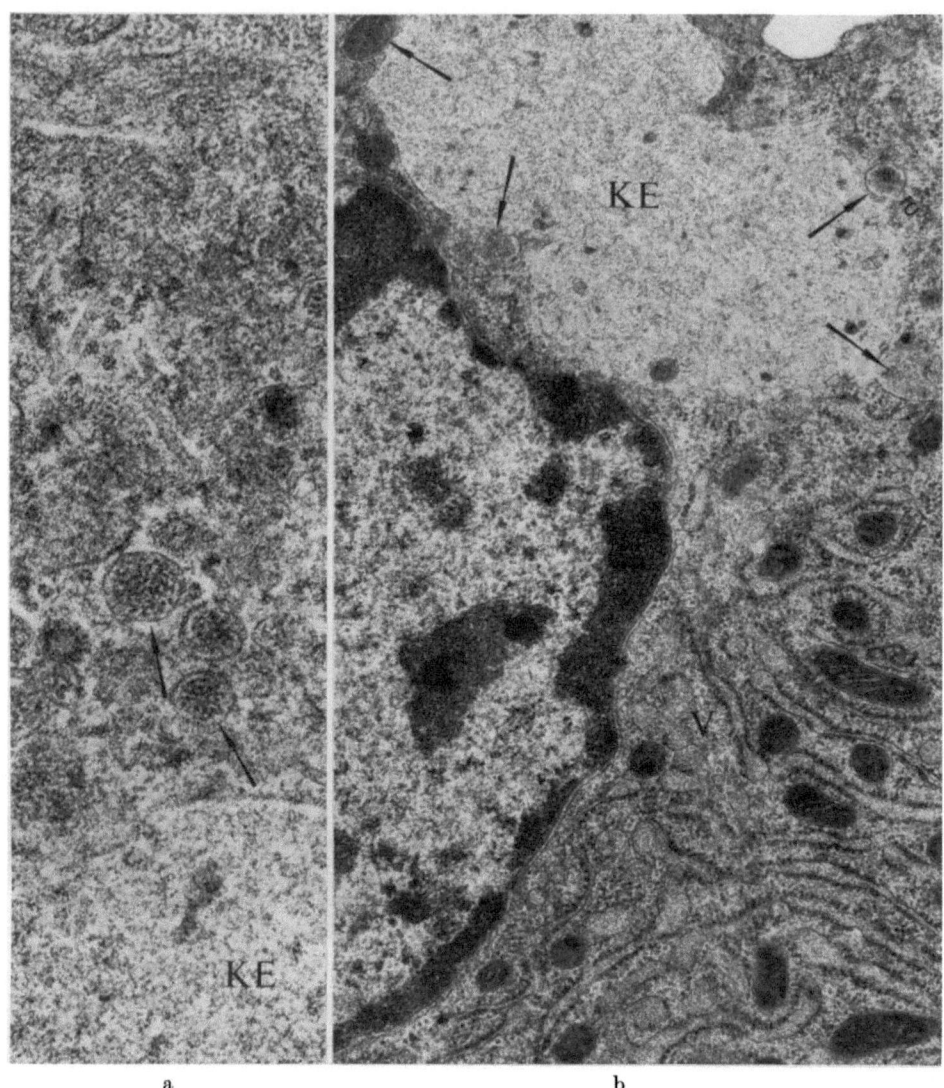

Abb. 5a u. b. Katze, F-Zellen. a 4 Tage, b 2 Jahre alt. a apicaler Zellpol mit Resorptionsbläschen (Pfeile), die vermutlich zu einem großen „Kolloid"einschluß (*KE*) verschmelzen. *Ko* Kolloid. b Größerer apicaler „Kolloid"einschluß (*KE*), an dessen Peripherie wahrscheinlich Resorptionsbläschen ihren Inhalt entleeren (Pfeile). Bei *V* vesiculäre Auftreibungen des E.R.s. Vergr. a 90000×, b 20000×

bart, welche meist eine größere helle Vacuole enthalten. Einzelne der großen hellen Einschlüsse besitzen peripher oder zentral gelegene, ganz unregelmäßig gestaltete elektronendichte „Flecken". Die Einschlüsse sind oft von glattwandigen kleineren Vesikeln mit körneligem Inhalt umgeben. Andere Vesikel, die offenbar als Abschnürungen des rauhen E.R. entstehen (Abb. 5b), treten vorwiegend apikal auf. Ihr Inhalt gleicht dem des E.R. und ist etwas dichter als der der ,,kolloidähnlichen" Einschlüsse.

Schon im Follikelepithel sehr junger Tiere lassen sich also 5 Gruppen von granulären Einschlüssen unterscheiden: 1. Kleine apikale Vesikel mit grobkörnigem Inhalt. 2. Apikale (selten basale) und oft in Nähe des Golgiapparates auftretende, homogen elektronendichte Granula wechselnder Größe. 3. Typische Lysosomen mit heterogenem Inhalt. 4. Sehr große, meist nur in Ein- oder Zweizahl auftretende helle Einschlüsse, deren Dichte der des Kolloids ähnelt. Sie können unterschiedlich dicht sein und z.T. kleine unregelmäßig gestaltete elektronendichte Felder aufweisen. 5. Laterale und apikale kleinere Vesikel mit feingranulärem Inhalt, der dem des rauhen E.R.s entspricht.

b) C-Zellen

C-Zellen kommen in der Schilddrüse neugeborener Katzen stets in Verbindung mit F-Zellen innerhalb einer gemeinsamen Basalmembran vor und sind mit den F-Zellen durch kräftige Desmosomen verknüpft. Sie finden sich meist in Gruppen zu 2 oder 3, aber auch in umfangreicheren Ansammlungen von 10—15, sowohl in der Follikelwandung — ohne je das Kolloid zu erreichen — als auch in weniger weitentwickelten Zellhaufen. Öfter sind sie zusammen mit F-Zellen *spiralig oder schalenartig umeinandergreifend* angeordnet. Zwischen Gruppen von C-Zellen können spaltförmige oder weitlumige Interzellularräume auftreten, in die Mikrovilli der C-Zellen hineinragen. Hauptkennzeichen der z.T. sehr großen C-Zellen sind zu diesem Zeitpunkt die *reichlich vorhandenen* kleinen, länglichen *Mitochondrien* (Crista-Typ mit dichter Matrix) (Abb. 6). Mikrotubuli und freie Ribosomen sind häufig. Das granuläre E.R. ist meist gleichfalls gut entwickelt, tritt aber infolge seiner engen Lumina und kürzeren Profile weniger hervor als in den F-Zellen. Der Gehalt an typischen Sekretionsgranula, die allgemein nur in geringer Menge auftreten, schwankt in den einzelnen Zellen stark. Öfter sind in der Peripherie der Zelle kleine Gruppen von Granula vorhanden, deren Durchmesser von 900 bis 1700 Å variiert. Die Körnchen kommen ebenfalls im Umkreis des sehr ausgedehnten englumigen Golgiapparates vor, in dessen marginalen Zisternen mitunter elektronendichtes Material anzutreffen ist. Höhere Auflösungen zeigen, daß die Granula von einer unit-membrane umgeben sind. Ihr Inhalt ist nicht gleichmäßig verteilt, sondern zu Ketten ungeordnet verlaufender Spiralfiguren zusammengefügt, in deren Zwischenraum helleres Material lagert (Abb. 7a, b). Die Granula verhalten sich also nicht wie andere Hormongranula mit regelmäßig kristalloider Substruktur (z.B. die neurosekretorischen Elementargranula von Katze und Igel, Bargmann und v. Gaudecker, 1969), sie ähneln aber den Protein-(Casein)Granula der Säugetiermilch (Bargmann und Welsch, 1970). Die Dichte der Granula variiert.

Übergangsformen zwischen F- und C-Zellen wurden nicht beobachtet. Untersuchungsgut vom 2., 4., 7., 14. und 20. Tag nach der Geburt ist zu entnehmen, daß sowohl der Durchmesser als auch die Menge der Granula in den C-Zellen zunehmen. Dieser Vorgang verläuft jedoch nicht synchron, wie die unterschiedlich starken Granulapopulationen in den einzelnen C-Zellen zeigen (Abb. 8a). Die Gestalt der Granula variiert ebenfalls: neben rundlichen kommen sehr unregel-

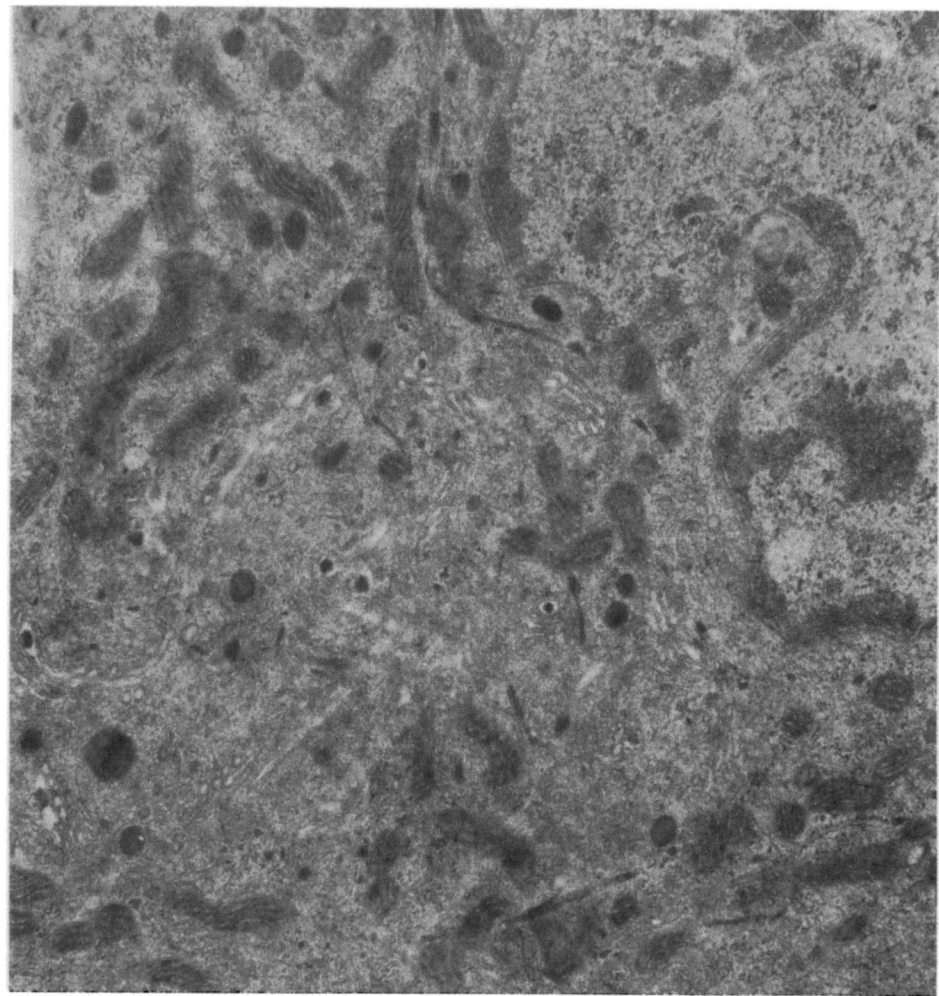

Abb. 6. Katze, 1 Tag alt, C-Zelle. Beachte die reich entwickelten Mitochondrien und den aktiven Golgiapparat. Sekretionsgranula treten noch zurück. Vergr. 18000×

mäßig gestaltete Anschnitte vor. Der Durchmesser der Granula in benachbarten C-Zellen, die desmosomal verbunden sind, kann so verschieden sein, daß auf das Vorhandensein unterschiedlicher Zelltypen geschlossen werden könnte. Der Golgiapparat besitzt jetzt öfter einzelne erweiterte Zisternen und ist von größeren Bläschenmengen umgeben. Im Cytoplasma treten Filamentbündel auf, deren Menge mit dem Alter zunimmt.

Bei 3—6 Monate alten Katzen ist die Mehrzahl der C-Zellen durch größere Granulamengen, die jedoch verhältnismäßig locker verteilt sind, gekennzeichnet. Immer noch kommen C-Zellen mit unterschiedlichem Gehalt an Granula vor. Mitunter weisen die C-Zellen juveniler Tiere insofern eine polare Organisation

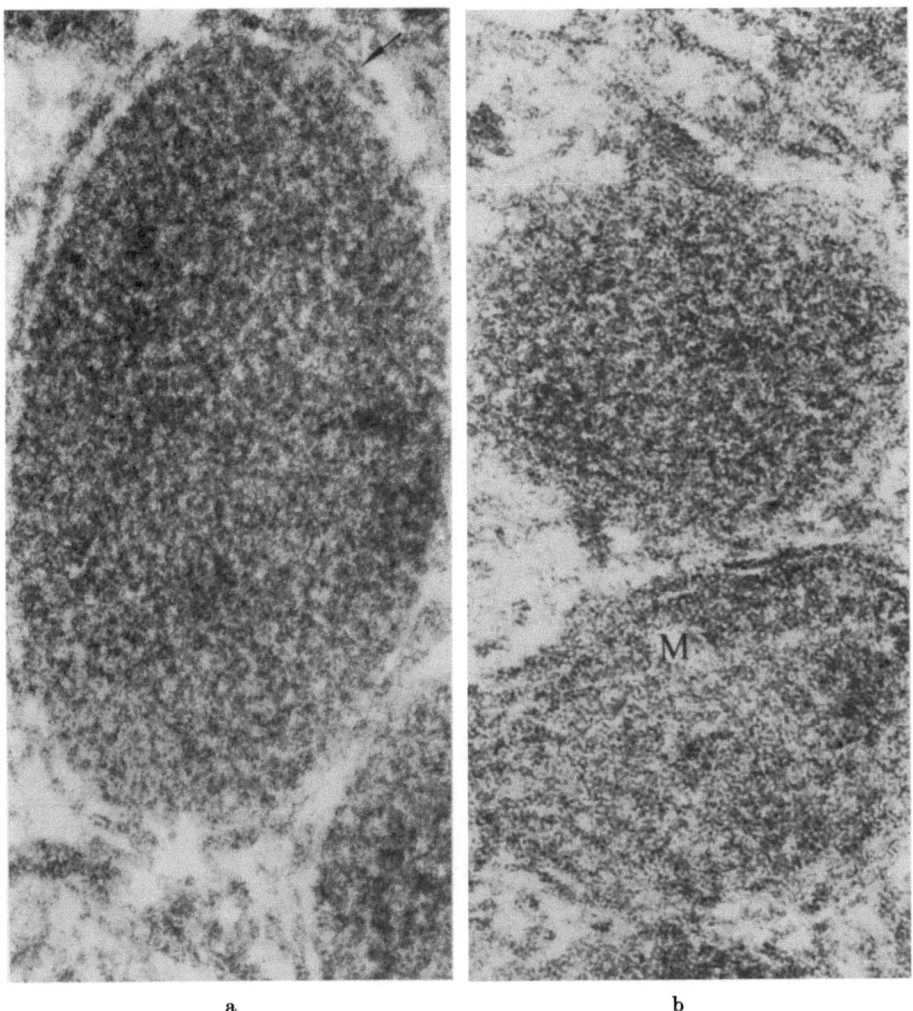

Abb. 7a u. b. Katze, 8 Tage alt, C-Zellen, Sekretionsgranula. Die Granula sind von einer unitmembrane umgeben (Pfeil). Ihr Inhalt besteht aus verknäuelten fädigen Aggregaten. M Mitochondrium. Vergr. 240000 ×

auf, als man einen Gefäßpol mit Sekretgranula und einen gegenüberliegenden E.R.-reichen Synthesepol unterscheiden kann.

Bei adulten Tieren ist die Granulamenge deutlich vermehrt. Die Granula liegen meist dicht nebeneinander und sind im Cytoplasma gleichmäßig verteilt. Ihr Durchmesser ist im allgemeinen etwas kleiner als bei juvenilen Tieren. Parallel mit der Zunahme an Granula geht eine Vermehrung der Lysomen, die z.T. sehr umfangreich sind und oft Reste von Sekretionsgranula enthalten (Abb. 8b). Die Menge der übrigen Zellorganellen nimmt dagegen deutlich ab. Bei adulten Tieren treten besonders Mitochondrien und E.R. in den Hintergrund. In der Peripherie der Zellen können umfangreiche Mengen heller Bläschen auftreten.

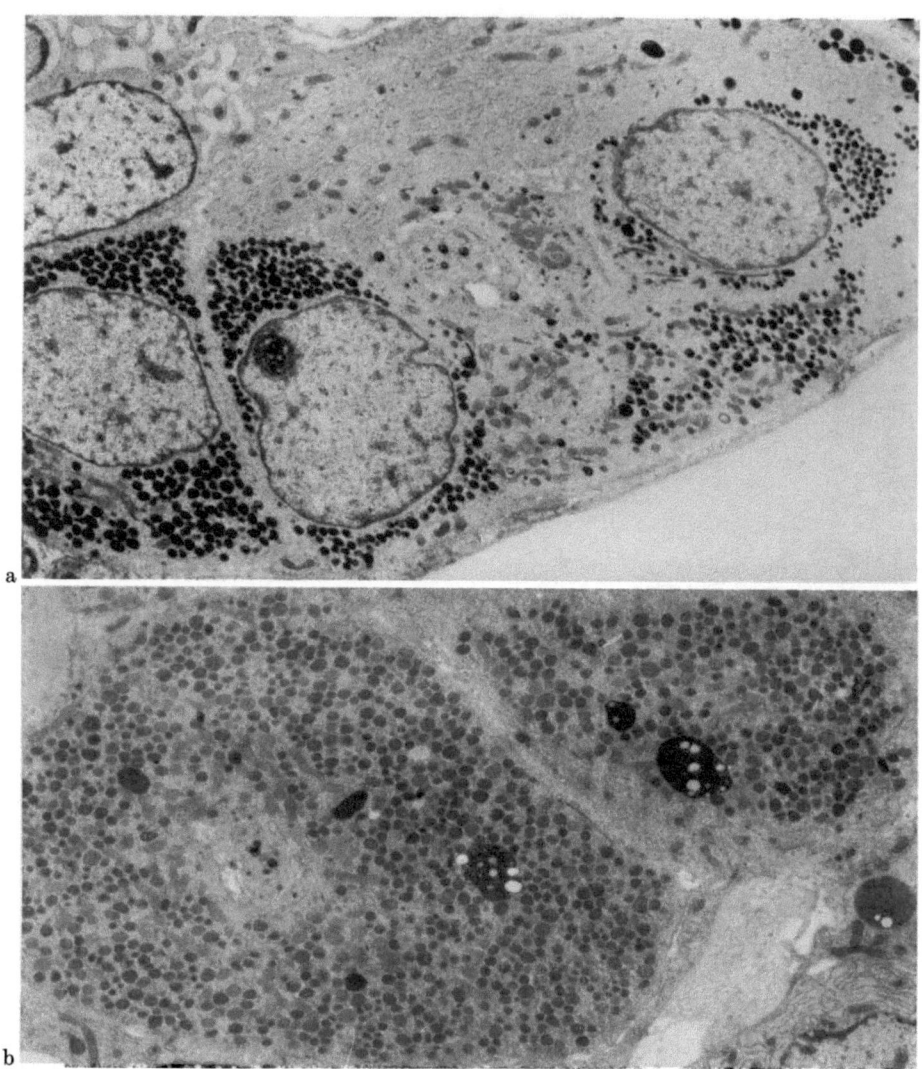

Abb. 8a u. b. Katze. a 30 Tage, b 4 Jahre alt, C-Zellen. a Der unterschiedliche Gehalt an Sekretionsgranula in den einzelnen C-Zellen ist typisch für junge Katzen. Beachte auch die unterschiedliche Granulagröße. b Beachte den Reichtum an Granula sowie die großen Lysosomen. Vergr. 6000×

III. Hund

Der Feinbau der Schilddrüse 1 Tag alter Hunde ähnelt in vieler Hinsicht dem gleichalter Katzen.

a) F-Zellen

An Zellorganellen treten neben dem rundlichen Kern freie Ribosomen, rauhes E.R., Mitochondrien und ein aktiver Golgiapparat auf. Das E.R. ist meist im gesamten Cytoplasma gleichmäßig verteilt, d.h. nicht polar angeordnet. Seine

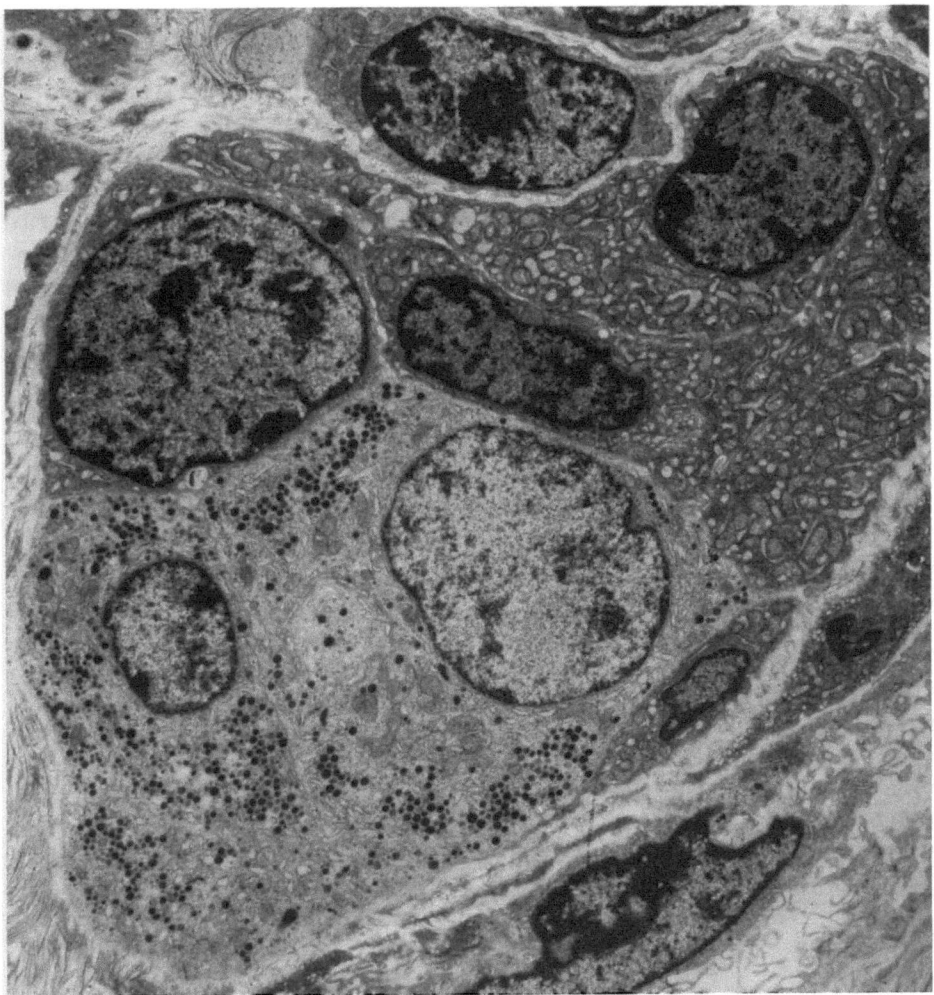

Abb. 9. Hund, 2 Tage alt. Komplex aus F- und C-Zellen ohne zentrales kolloidgefülltes Lumen. Die C-Zellen erscheinen sehr viel weiterdifferenziert als die F-Zellen Vergr. 6000×

Zisternen sind meist stark erweitert und enthalten feingranuläres Material. Wie bei Ratte und Katze scheinen sich vom rauhen E.R.-System Bläschen abzuschnüren. Die Mitochondrien befinden sich meist in enger räumlicher Beziehung zum E.R. Ihre Gestalt ist rundlich bis längsoval, selten länglich. Die Cristae stehen relativ weit auseinander, die Matrix ist hell. Der Golgiapparat besitzt meist flach hufeisenförmige Gestalt, besteht aus 4—5 übereinanderliegenden Zisternen und ist von hellen Bläschen umgeben. Weiterhin treten im Zellapex selten elektronendichte Granula und mittelgroße Einschlüsse auf, deren Inhalt unterschiedlich dicht ist. Das apikale Plasmalemm weist weitauseinanderstehende Mikrovilli auf. Das Cytoplasma enthält kein Glykogen. Das Kolloid tritt zuerst intracellulär auf.

b) C-Zellen

Die C-Zellen befinden sich stets im gemeinsamen Verband mit F-Zellen (Abb. 9) und sind mit diesen regelmäßig durch Desmosomen verbunden. Die Kerne der C-Zellen sind deutlich heller als die der F-Zellen und enthalten 2 periphere Nucleoli, deren Nucleolonema relativ undeutlich hervortritt. Die Anschnitte der C-Zellen enthalten sehr unterschiedliche Mengen in Granula. Diese liegen vorwiegend peripher, sind unterschiedlich groß und sind vergleichsweise spärlich. Ihre Gestalt ist meist rundlich, doch kommen auch längliche, bohnenförmige oder ganz unregelmäßig gestaltete Körnchen vor. Ihre Dichte ist ebenfalls sehr unterschiedlich. Nur ungefähr die Hälfte ist stark elektronendicht. Einzelne helle Granula enthalten kleine dichtere Felder. Zwischen Granulagröße und -dichte besteht keine Beziehung.

Das rauhe E.R. ist gut entwickelt, liegt aber meist nicht in parallelen Formationen, sondern in regellos verteilten kürzeren Profilen vor. Der Ribosomenbesatz ist wie bei den anderen Tieren sehr unregelmäßig; z.T. fehlt er über weite Strecken. Die E.R.-Zisternen enthalten gewöhnlich feingranuläres Material, das selten zu elektronendichten Massen kondensiert ist (Abb. 10a). Freie Ribosomen sind verbreitet. Der Golgiapparat ist sehr groß, hufeisen- oder schleifenförmig und von zahlreichen Vesikeln und Stachelsaumbläschen umgeben (Abb. 10c). In einzelnen Zisternen befindet sich sehr dichtes granulumähnliches Material. Die Mitochondrien sind oft rundlich oder oval. Ihre Matrix erscheint dichter als die der F-Zellen. Lysosomen und multivesiculäre Körper sind selten. Mikrotubuli kommen ohne erkennbare Beziehung zu den Granula vor allem in der Zellperipherie vor. Wie in anderen endokrinen Zellen (Lit. Boquist, 1968) kommen in den C-Zellen regelmäßig intracelluläre Cilien vor. In der Nähe des Plasmalemms treten, wie um den Golgiapparat herum, Stachelsaumbläschen auf. Fett- und Glykogeneinschlüsse fehlen. Auffallend ist die enge Beziehung von rauhem E.R. und Sekretionsgranula (Abb. 10b), z.T. scheinen sie direkt aus Abschnürungen des E.R.s hervorzugehen. Faller (1969) vermutet einen ähnlichen Entstehungsmodus der Glucagongranula in den A-Zellen der Langerhausschen Inseln der Ratte.

In der Schilddrüse 4 Monate alter Hunde ist eine auffällige Trennung in große und kleine Follikel zu beobachten. Die C-Zellen sind weitgehend auf die kleinen Follikel beschränkt (Abb. 18a). Die Zahl ihrer Granula hat zugenommen. Die Körnchen sind in den einzelnen Zellen gleichartig granuliert, jedoch nach wie vor unterschiedlich elektronendicht. Die Zahl der Lysosomen ist schon bei 2jährigen Hunden deutlich vermehrt, bei denen auch — wie bei der Katze — die Granulamenge zunimmt.

IV. Meerschweinchen

a) Elektronenmikroskopie

Die Schilddrüse neugeborener Meerschweinchen ist von allen untersuchten Species am weitesten differenziert (Nestflüchter), was sich beispielsweise an den zahlreichen Sekretionsgranula der C-Zellen ablesen läßt. An den C-Zellen des Meerschweinchens ist auffallend, wie uneinheitlich dicht ihre Granula sind: die größeren Granula sind nur von mittlerer Elektronendichte, die kleineren meist

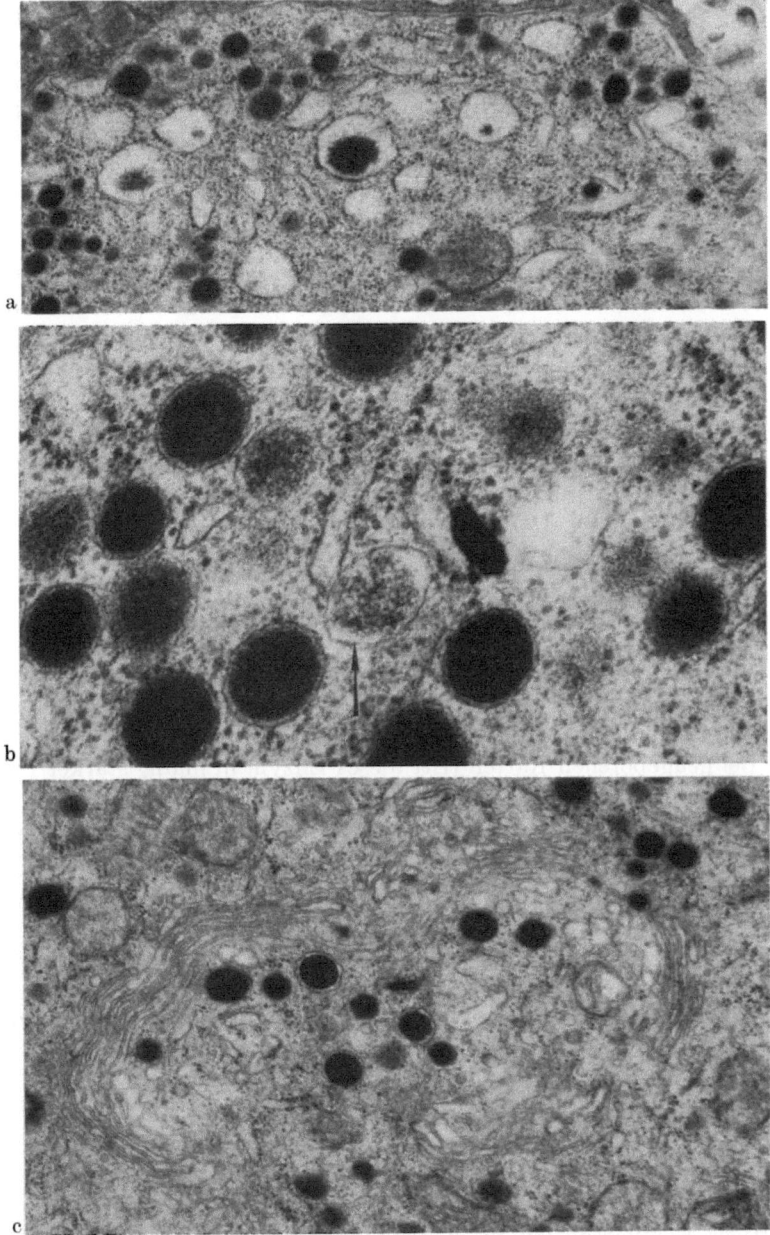

Abb. 10a—c. Hund, 2 Tage alt, C-Zellen. a etwas aufgetriebene E.R.-Zisternen mit elektronendichtem Inhalt. b Pfeil deutet auf Vesicel, das sich möglicherweise vom E.R. abgeschnürt hat. c Golgifeld. Vergr. a, c 18000×, b 36000×

stark elektronendicht. Die Zahl der Granula erreicht bei älteren Tieren nicht die Menge wie bei entsprechend alten Ratten. Wie bei diesen und der Katze nimmt aber mit dem Alter die Lysosomenzahl stark zu.

Die F-Zellen junger Tiere weisen sehr oft ein prismatisches Epithel auf, dessen Höhe aber mit zunehmendem Alter abnimmt und bei erwachsenen Tieren sehr niedrig ist. Es ist bei juvenilen Tieren (3 Wochen alten) durch reichlich vorkommende apikale elektronendichte Granula und gut entwickeltes E.R. sowie große rundliche, besonders ovale Mitochondrien gekennzeichnet. Bei älteren Tieren sind alle Zellorganellen gering ausgebildet.

b) Gefrierätzung

Diese elektronenmikroskopische Methode wurde herangezogen, da sie zu prüfen gestattet, ob die Strukturen im konventionellen elektronenmikroskopischen Bild Fixierungsartefakte sind oder nicht. Im Falle des Follikelepithels 3 Monate alter Meerschweinchen ergab sich eine weitgehende Übereinstimmung hinsichtlich Gestalt und Verteilung der Zellorganellen zwischen fixiertem und unfixiertem Material. Wichtig erscheint der Befund, daß auch im unfixierten Material das Kolloid unmittelbar im Kontakt mit den apikalen Mikrovilli steht. Anders als am fixierten Material treten auf der Oberfläche der Mikrovilli größere Partikel unbekannter Natur auf. Das Lumen von endoplasmatischem Reticulum und Golgi-Apparat ist mit sehr feinkörnigem Material angefüllt.

B. Histochemie
I. Follikelepithelzellen

Saure Phosphatase. In der Schilddrüse der Ratte konnte saure Phosphatase bereits 3 Tage vor der Geburt in sehr geringer Reaktionsstärke nachgewiesen werden. Bei neugeborenen Ratten tritt dieses Enzym in mäßig starker Intensität diffus im gesamten Cytoplasma der Follikelepithelzellen auf. Bereits nach 2 Wochen findet sich eine weitgehend homogene, kräftige Reaktion vor allem in den Zellapices. Bei adulten Tieren ist die Reaktion oft granulär und fast ausschließlich auf die obere Zellhälfte beschränkt (Abb. 11a, b). Einzelne Zellen mit kräftiger Phosphatasereaktion, deren Natur nicht sicher ausgemacht werden konnte, treten im Kolloid auf. Elektronenmikroskopisch läßt sich die saure Phosphatase sowohl mit β-Glycerophosphat als auch mit Cytidin-5-monophosphat in den F-Zellen von der Geburt an darstellen. Bei neugeborenen und infantilen Tieren (Abb. 12) findet sich das Reaktionsprodukt vor allem im Golgi-Apparat — häufig eine einzige etwas erweiterte Zisterne völlig ausfüllend — in Myelinfiguren und selten auch in Lysosomen und über helleren Einschlüssen.

β-Glucuronidase. Das Verhalten dieses Enzyms gleicht in der Rattenschilddrüse dem der sauren Phosphatase. Seine Reaktionsstärke fällt jedoch stets etwas schwächer aus. Wie bei der sauren Phosphatase werden einzelne Zellen mit kräftiger Enzymreaktion im Kolloid beobachtet.

β-Glucosaminidase. Auch dieses hydrolytische Enzym ähnelt in der Rattenschilddrüse in seinem Reaktionsausfall der sauren Phosphatase. Bei juvenilen und adulten Tieren ist jedoch das Reaktionsprodukt deutlicher granulär (Abb. 13b).

α-Nyphthyl-acetat-Esterase. Vor der Geburt läßt sich dieses Enzym in der Schilddrüse der Ratte bereits am 16. Tag der Embryonalentwicklung in schwacher Intensität nachweisen. Die Reaktion in den F-Zellen neugeborener Ratten ist

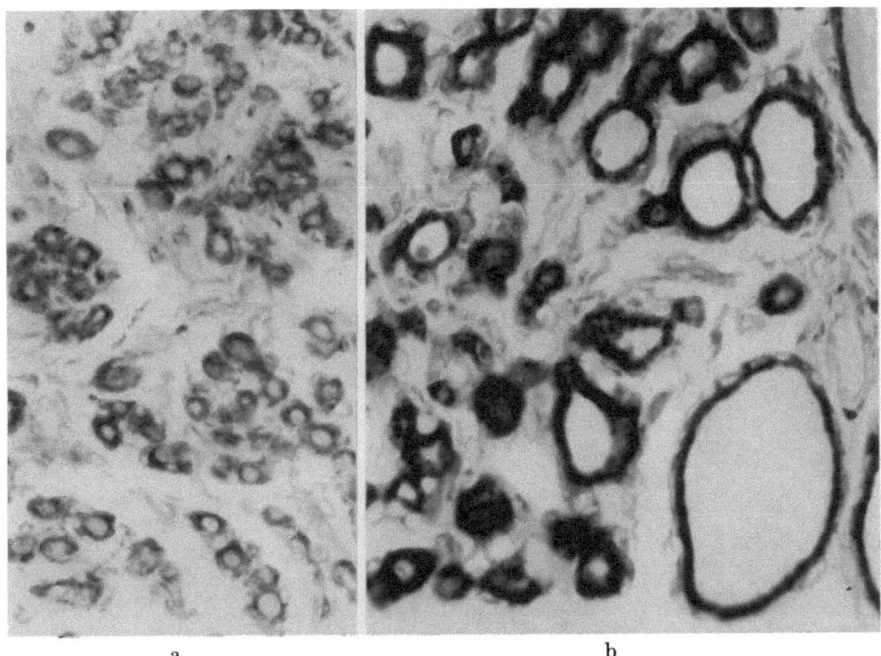

Abb. 11a u. b. Ratte, Schilddrüse, saure Phosphatase. a 2 Tage, b 3 Wochen altes Tier. Beachte die Zunahme der Reaktionsstärke und das Anwachsen der Follikel. Vergr. 275 ×

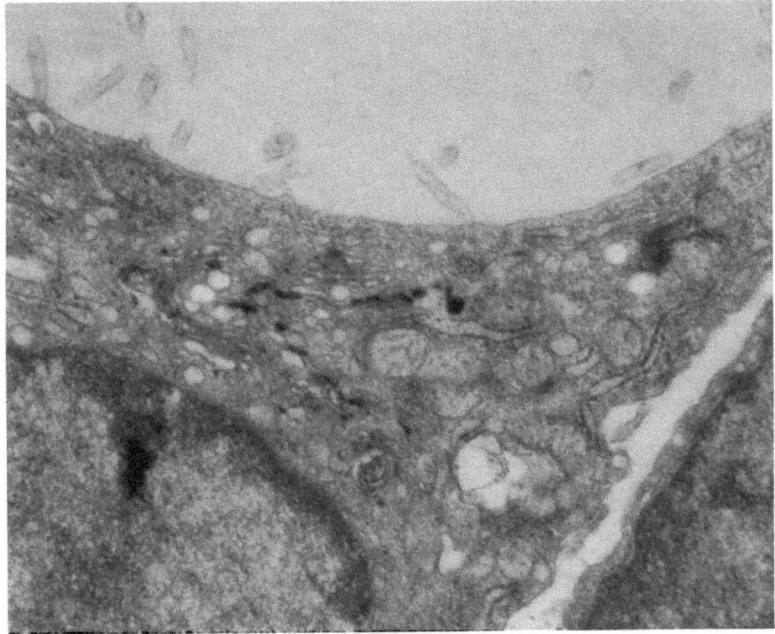

Abb. 12. Ratte, F-Zellen, saure Phosphatase, 1. Tag. Positive Reaktion im Golgifeld. Vergr. 20000×

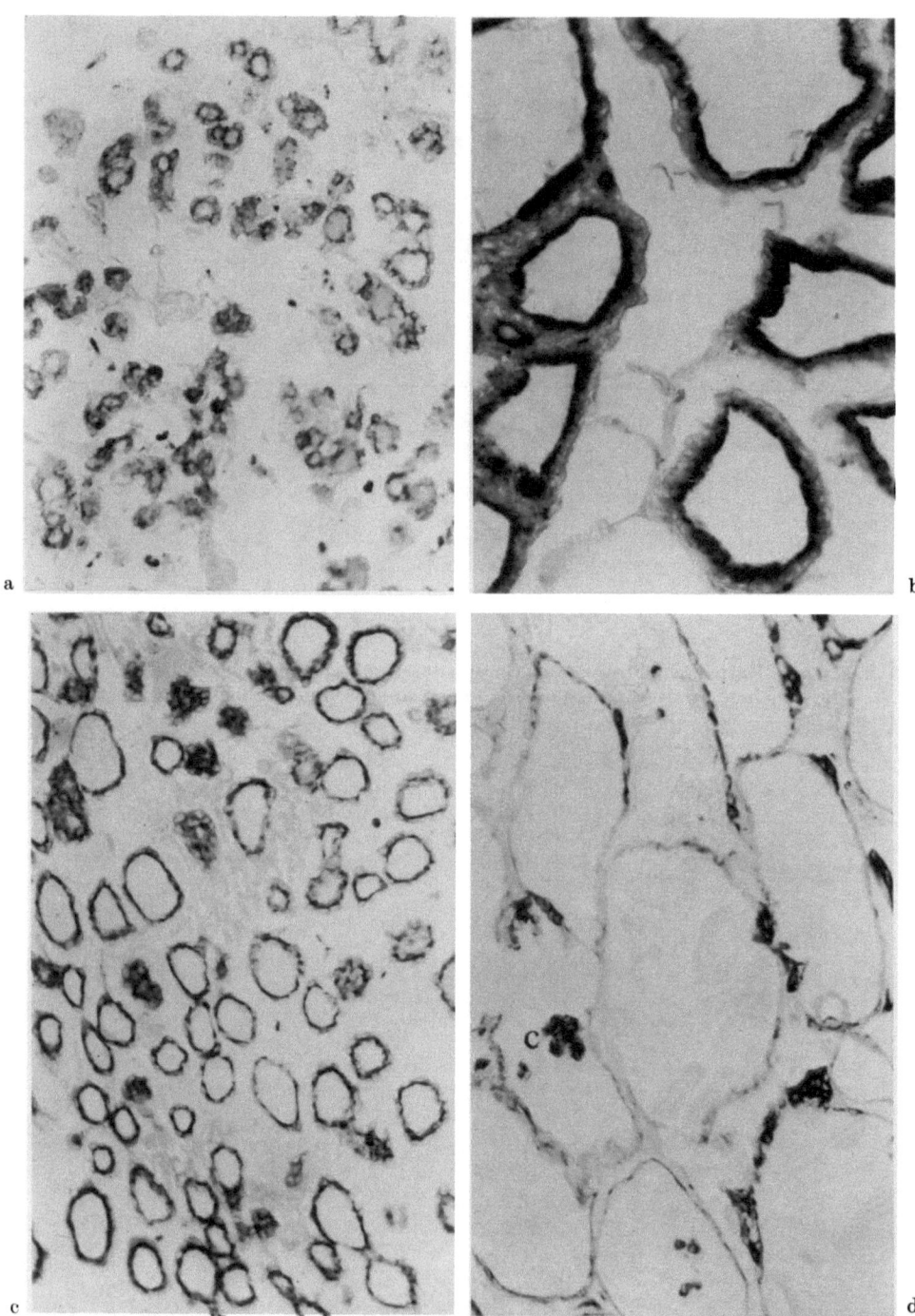

Abb. 13. a Ratte (2 Tage alt), Schilddrüse, Indoxylacetat-Esterase. b Hund (2 Jahre), Schilddrüse, β-Glucosaminidase. c, d Meerschweinchen, 3 und 12 Monate alte Tiere, Indoxylacetat-Esterase. Deutliche Intensitätsabnahme im Follikelepithel beim älteren Tier, Zunahme dagegen in den C-Zellen (c). Vergr. 275×

schwach bis mäßig stark. Das gesamte Cytoplasma ist angefärbt. Schon bei 10 Tage alten Tieren ist eine stärkere Reaktion zu verzeichnen, die besonders deutlich in der apicalen Zellhälfte hervortritt. Die Reaktion auf die α-Napththyl-acetat-Esterase ist in der Thyreoidea juveniler und adulter Tiere sehr kräftig (Abb. 14a—c). Bei adulten Tieren läßt sich häufig eine granuläre Lokalisation beobachten.

Indoxyl-acetat-Esterase. Die Reaktion ähnelt der der α-Naphthyl-acetat-Esterase, fällt jedoch stets schwächer aus (Abb. 13a, c).

Alkalische Phosphatase. Dieses Enzym ist vor allem in Capillaren und F-Zellen lokalisiert. Es läßt sich mit der Reaktion auf alkalische Phosphatase deutlich die Zunahme an Gefäßen in der Schilddrüse verfolgen. Das apikale Plasmalemm der F-Zellen gibt eine positive Reaktion, die jedoch bei infantilen Tieren sehr schwach ist und auch bei juvenilen und adulten nur mäßig stark ausfällt. Der Enzymgehalt in den Epithelzellen der einzelnen Follikeln schwankt.

Leucin-Aminopeptidase. Dieses Enzym läßt sich stets nur in sehr kleinen Mengen nachweisen, besonders im Vergleich zur Parathyreoidea. Insgesamt kann man aber eine schwache Zunahme im Follikelepithel erkennen.

NADH-, NADPH-Diaphorase (=DPNH-, TPNH-Diaphorase), α-Glycerophosphat-Dehydrogenase, Bernsteinsäure-Dehydrogenase. Diese vier Enzyme zeigen bei der Ratte keine so deutlichen Intensitätsunterschiede in der postnatalen Entwicklung wie z. B. die saure Phosphatase. Die Reaktion fällt jedoch bei Neugeborenen noch etwas schwächer als bei juvenilen und adulten Tieren aus. Die Reaktion auf NADH-Diaphorase, α-Glycerophosphat-Dehydrogenase und Bernsteinsäure-Dehydrogenase fällt ungefähr gleich kräftig aus, NADPH-Diaphorase stets schwächer (Abb. 15a, b). Nur bei Hund und Katze (schwächer) treten bei einem Nachweis der α-Glycerophosphat-Dehydrogenase die C-Zellen besonders deutlich hervor.

Im Gegensatz zu den Verhältnissen bei der Ratte sind die Schilddrüsen adulter *Meerschweinchen* enzymärmer als die juveniler Tiere (Abb. 13c, d; 16a, b). Außerdem ist der Unterschied in der Reaktionsintensität bei neugeborenen und juvenilen Tieren weniger stark. Mit Hilfe aller Esterase-Nachweise treten beim Meerschweinchen die C-Zellen besonders deutlich hervor, deren Esterasegehalt den der F-Zellen bei adulten im allgemeinen übertrifft (Abb. 13d).

II. C-Zellen

Cholinesterasen. Bei allen untersuchten Formen konnte bereits bei Neugeborenen eine positive Reaktion in der Schilddrüse festgestellt werden, die im allgemeinen auf Erythrocyten, Nerven und C-Zellen beschränkt ist. Wegen der vielfach undeutlichen Reaktion bei neugeborenen Tieren soll zunächst das Verhalten dieser Enzymgruppe in den C-Zellen bei adulten Tieren beschrieben werden (Abb. 17).

Elektronenmikroskopisch sind Cholinesterasen in den C-Zellen erwachsener Ratten (BuChE) und Kaninchen (AChE) im Bereich der perinucleären Zisterne, des granulären E.R.s, des Golgi-Apparates und des Plasmalemms lokalisierbar (Welsch und Pearse, 1969). Reaktionsintensität und Lokalisierung wechseln in den C-Zellen einer Drüse stark und lassen eine Beziehung zu anderen morphologi-

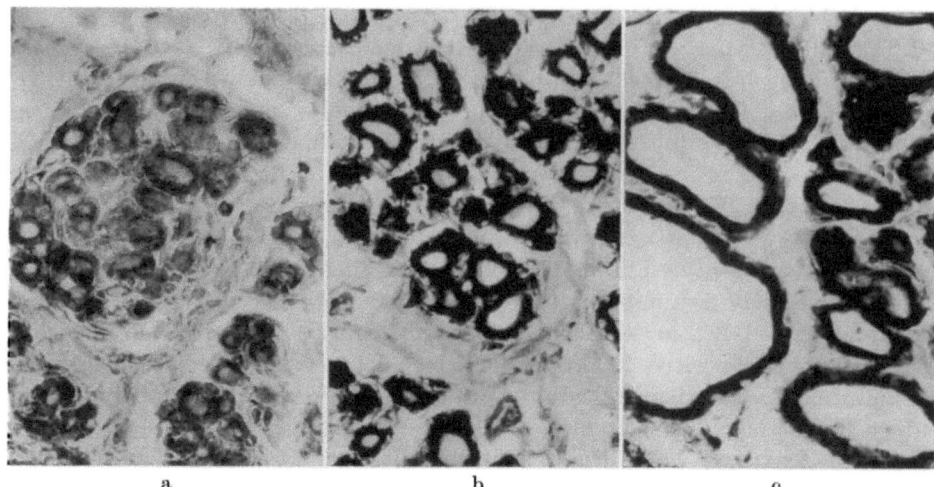

Abb. 14a—c. Ratte, Schilddrüse, α-Naphthyl-acetat-Esterase. a 2 Tage, 2 Wochen, c 6 Monate altes Tier. b und c unterscheiden sich in der Reaktionsstärke nicht. Vergr. 180×

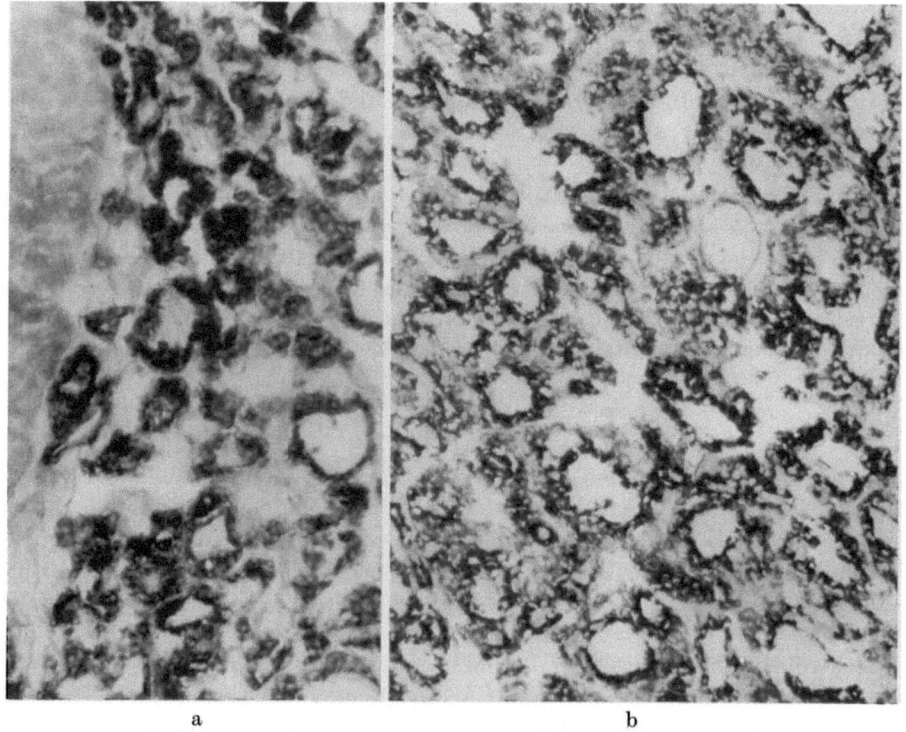

Abb. 15a u. b. Ratte, Schilddrüse, 3 Wochen alte Tiere. a α-Glycerophosphat-Dehydrogenase, links Parathyreoidea. b TPNH-Diaphorase. Vergr. 150×

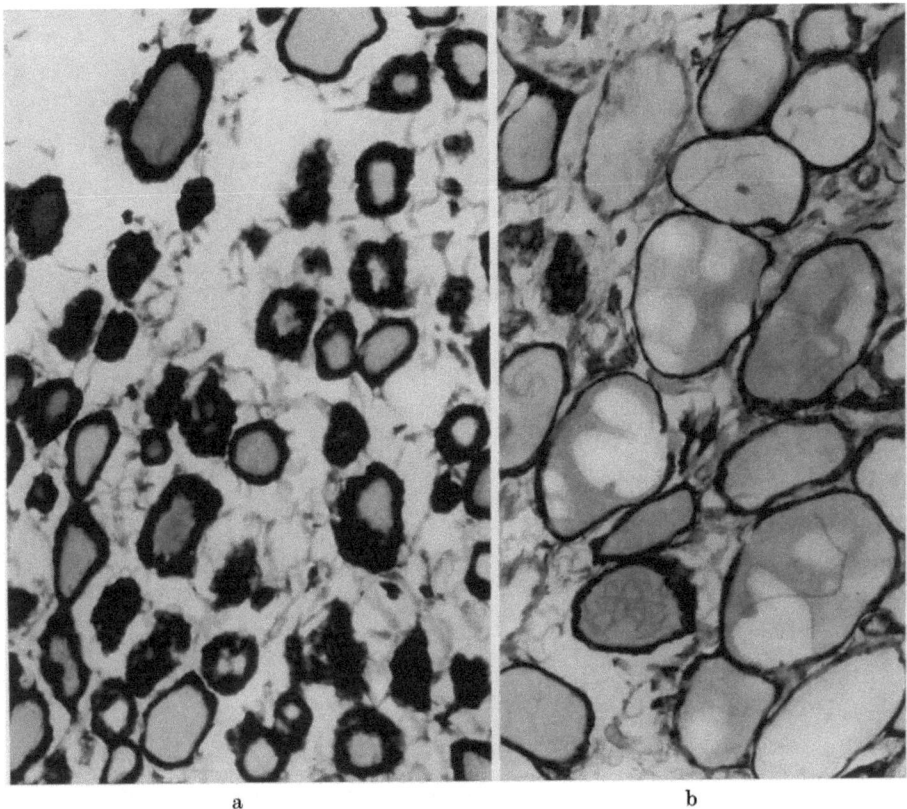

Abb. 16a u. b. Meerschweinchen, Schilddrüse, α-Naphthyl-acetat-Esterase. a 3 Monate, b 12 Monate altes Tier. Abnahme der Reaktionsstärke beim älteren Tier. Vergr. 275×

schen Veränderungen nicht erkennen; z.B. reagieren flache Golgi-Zisternen in einigen Zellen positiv, während sie in benachbarten Zellen des gleichen Schnitts von dem Reaktionsprodukt frei sind. Auch im Bereich des weit verbreiteten granulären endoplasmatischen Reticulums und des Plasmalemms wechselt die Verteilung des Reaktionsprodukts erheblich. Recht konstant dagegen fällt die Reaktion auf Cholinesterase über der perinucleären Zisterne aus. Auch lichtmikroskopisch lassen sich solche unterschiedlich starken Reaktionen, z.B. im Golgi-Apparat, erkennen (Abb. 18b). Bei neugeborenen Tieren aller untersuchten Arten fällt die Cholinesterase-Reaktion deutlich schwächer als bei erwachsenen aus, was sich schon darin zeigt, daß längere Inkubationszeiten (40 statt 20 min) für eine deutliche Färbung der C-Zellen benötigt werden. Außerdem ist das Reaktionsprodukt feiner verteilt. Die Lokalisationsorte sind aber die gleichen wie beim erwachsenen Tier, besonders kräftig reagiert die Kernhülle.

In den C-Zellen der Ratte wird die Reaktionsintensität, wie sie für die entsprechenden Zellen juveniler Tiere kennzeichnend ist, nach 10—14 Tagen erreicht, ist bei diesen aber noch etwas schwächer als bei adulten (Abb. 18c). Bei den jungen Ratten wurde das Enzym (BuChE) nicht nur in den C-Zellen, sondern

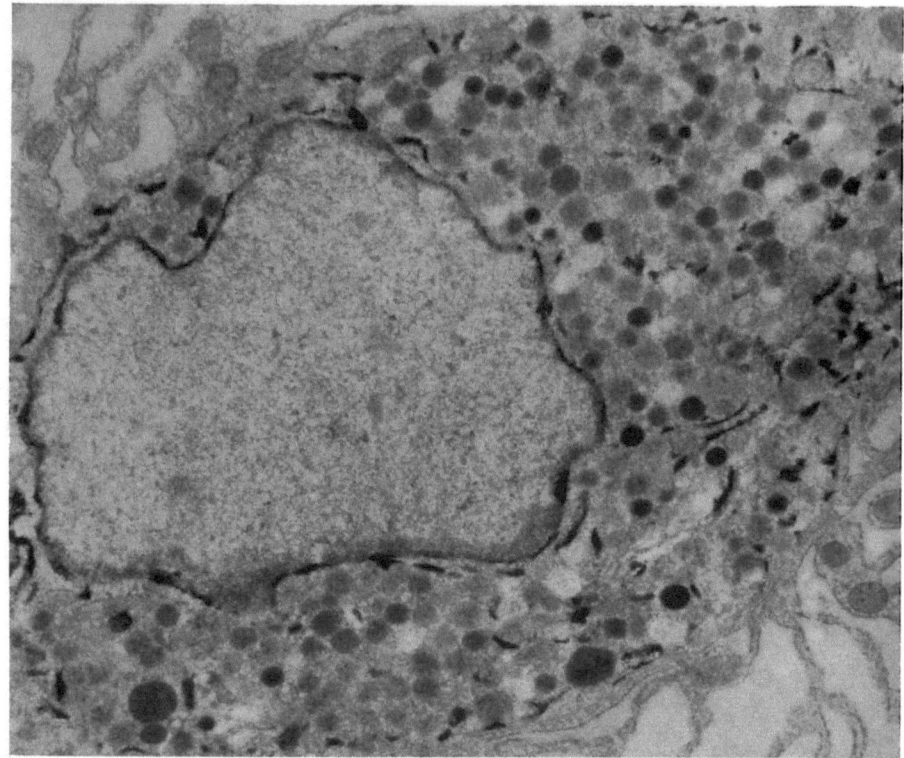

Abb. 17. Kaninchen, 15 Monate alt, C-Zelle, positive Acetylcholin-Esterase-Reaktion im Bereich von perinukleärer Zisterne, rauhem E.R. und Golgiapparat. Vergr. 20000×

öfter auch in supranucleärer Lokalisation (lichtmikroskopisch) in den F-Zellen gefunden. Bei zwei Wochen alten Tieren wurden Follikel beobachtet, deren gesamtes Epithel sehr kräftig reagiert. Selten wurde auch enzymhaltiges Kolloid angetroffen. Dieser Befund wurde dagegen besonders häufig bei jungen (3 Wochen) Meerschweinchen bestätigt (Abb. 19a). Bei adulten Meerschweinchen dagegen ist die Reaktion im Kolloid viel seltener und schwächer und weitgehend auf die C-Zellen beschränkt (Abb. 19b). Auch bei dieser Art nimmt die Reaktionsintensität der BuChE in den C-Zellen mit dem Alter zu, erreicht aber nicht die Intensität wie bei der Ratte. Bei den Hunden unseres Materials (Pudel, Dingo/Wolf-Mischlinge) läßt sich mit Hilfe der ChE-Reaktion besonders schön die Verteilung der C-Zellen zeigen. Sie sind weitgehend auf einen zusammenhängenden kleinfollikulären Bezirk beschränkt (Abb. 18a).

Saure Phosphatase. In den C-Zellen neugeborener Ratten findet sich eine positive Reaktion auf saure Phosphatase im Golgi-Apparat und häufig in Myelinfiguren degenerierender Mitochondrien. Bei juvenilen Tieren steht die Reaktion im Golgi-Apparat im Vordergrund, wo sie meist auf wenige Zisternen beschränkt ist. In den C-Zellen adulter Tiere erscheint der Golgi-Apparat weniger aktiv (Abb. 20b). Statt dessen ist das Enzym besonders in Lysosomen verbreitet.

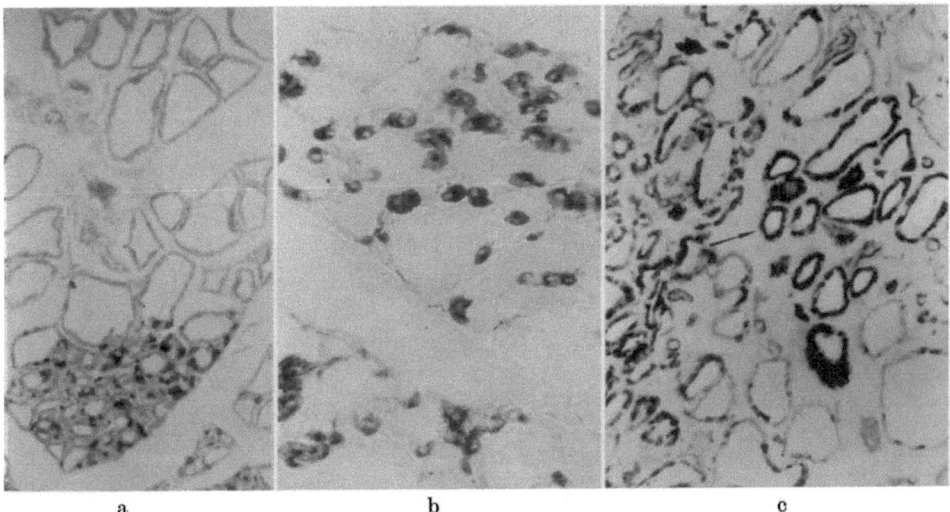

Abb. 18a—c. Positive Cholinesterase-(BuChE-)Reaktion in den C-Zellen. a, b Hund (2 Jahre alt). Die C-Zellen sind auf kleinfollikuläre zentrale Schilddrüsenabschnitte beschränkt. Beachte auf b die unterschiedlich starke Reaktion in den einzelnen C-Zellen. c Ratte, 3 Wochen altes Tier. Kräftige Reaktion in den C-Zellen, die z.T. ausschließlich in der Follikelwand vorzukommen scheinen (Pfeil). Vergr. a 70×, b 220×, c 180×

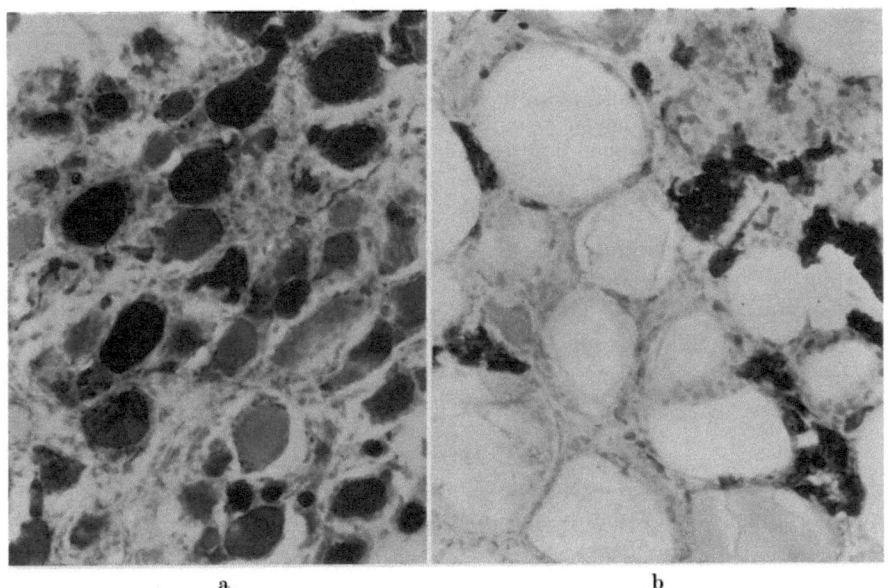

Abb. 19a u. b. Meerschweinchen, Butyrylcholin-Esterase. a 3 Monate, b 12 Monate altes Tier. Beachte die starke Reaktion im Kolloid beim jüngeren Tier und die Intensitätszunahme in den C-Zellen beim älteren. Vergr. 180×

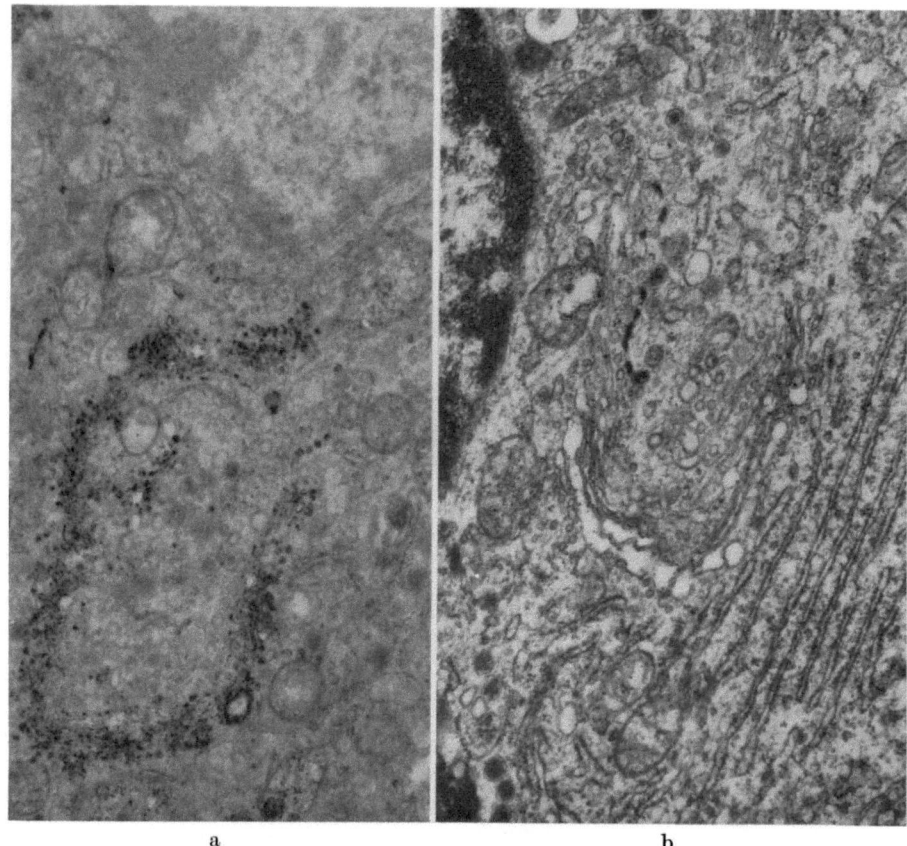

Abb. 20a u. b. Ratte, C-Zellen, saure Phosphatase. a 3 Wochen, b 6 Monate altes Tier. Die Reaktionsstärke im Golgiapparat nimmt beim älteren Tier ab. Substrate: a Cytidin-5-Monophosphat, b β-Glycerophosphat. Vergr. 20000 ×

Wenn Cytidin-5-monophosphat als Substrat verwendet wird, zeigt die saure Phosphatase besonders im Golgi-Apparat eine etwas abweichende Lokalisierung. Das Enzym nimmt dann einen breiteren Raum ein und erstreckt sich fast auf das gesamte Lamellensystem (Abb. 20a).

Die enzymhistochemischen Befunde sind in der folgenden Tabelle 1 zusammengefaßt.

C. Innervation

Auf das Verhalten der Nerven in der Schilddrüse wurde deshalb geachtet, weil eine Reihe von Anhaltspunkten für eine Innervation der C-Zellen spricht (Young und Harrison, 1969; Robertson, 1970).

Mit Hilfe der Cholinesterasetechnik wurden vor allem in der Ratten- und Kaninchenschilddrüse lichtmikroskopisch größere Nervenstämme nachgewiesen. Solche cholinergen Bündel begleiten oft Blutgefäße; dünne Fasern sind auch ohne erkennbare Beziehung zu Gefäßen im Bindegewebe zwischen den Follikeln und

Tabelle 1. Verteilung der Enzyme in der Schilddrüse

	Ratte				Meerschweinchen	
	1. Tag	6. Tag	14. Tag	5 Wochen	3 Monate	13 Monate
α-Naphthyl-acetat-Esterase	++	+++	++++	++++	+++	++
Indoxyl-acetat-Esterase	+	++	+++	+++	+++	++
Cholin-Esterase (C)	+	++	++	+++	++ (häufig im Kolloid)	++
Saure Phosphatase	+	++	++++	++++	++++	++
β-Glucosaminidase	+	+	+++	++++	+++	++
β-Glucuronidase	+	+	++	+++	++	++
Leucin-amino-Peptidase				insgesamt schwach		
Alkalische Phosphatase	+	+	++	++ ungleichmäßig	++	+
DPNH-Diaphorase	+	+++	+++	++	+++	+++
TPNH-Diaphorase	+	++	++	++	+++	++
Bernsteinsäure-Dehydrogenase	++	+++	+++	+++	+++	++
β-Glycerophosphat-Dehydrogenase	++	+++	+++	+++	+++	++

+ = schwach, ++ = mäßig, +++ = kräftig, ++++ = sehr kräftig, C = in den C-Zellen.

direkt unter dem Follikelepithel anzutreffen (Abb. 21). Elektronenmikroskopisch zeigt sich, daß es sich bei den größeren Bündeln um gemischt myelinisierte und nicht myelinisierte Fasern handelt; typischerweise kommen neben 2—3 markhaltigen Fasern 25—30 marklose vor. Die überwiegende Mehrheit beider ist auch beim elektronenmikroskopischen Nachweis AChE-positiv; die Reaktion ist auf das Plasmalemm der Nervenfasern beschränkt. Beim Hund (Pudel, 2 Jahre) und Meerschweinchen wurden vereinzelt synapsenähnliche Endigungen mit dense core und hellen synaptischen Bläschen an C-Zellen gefunden, wie sie von Young und Harrison (1969) erstmalig an den C-Zellen des pazifischen Delphins (Delphinus bairdi) beobachtet wurden. Fluorescenzmikroskopisch konnten aminerge Fasern nur um größere Gefäße herum nachgewiesen werden.

D. Gefäße

Die Zahl der perifollikulären Gefäße nimmt in der Schilddrüse der Ratte mit dem Alter zu, was sich besonders gut an Präparaten mit der Reaktion auf alkalische Phosphatase verfolgen läßt. Diese Enzymreaktion läßt die Capillaren deutlich hervortreten. Auch die Intensität dieser Reaktion nimmt in den Gefäßen vom Tag der Geburt bis zu 6 Monate alten Ratten zu. Elektronenmikroskopisch zeigen die Blutcapillaren keine Besonderheiten. Auffällig ist das Vorkommen sehr weitlumiger Gefäße mit außerordentlich dünnem Endothel, die ich wegen ihres gelegentlichen Gehalts an Lymphocyten als Lymphgefäße deute. Ihr Endothel enthält zahlreiche Poren mit Diaphragma und liegt direkt unter dem Follikelepithel, von diesem (wie die Blutgefäße) nur durch 2 Basalmembranen

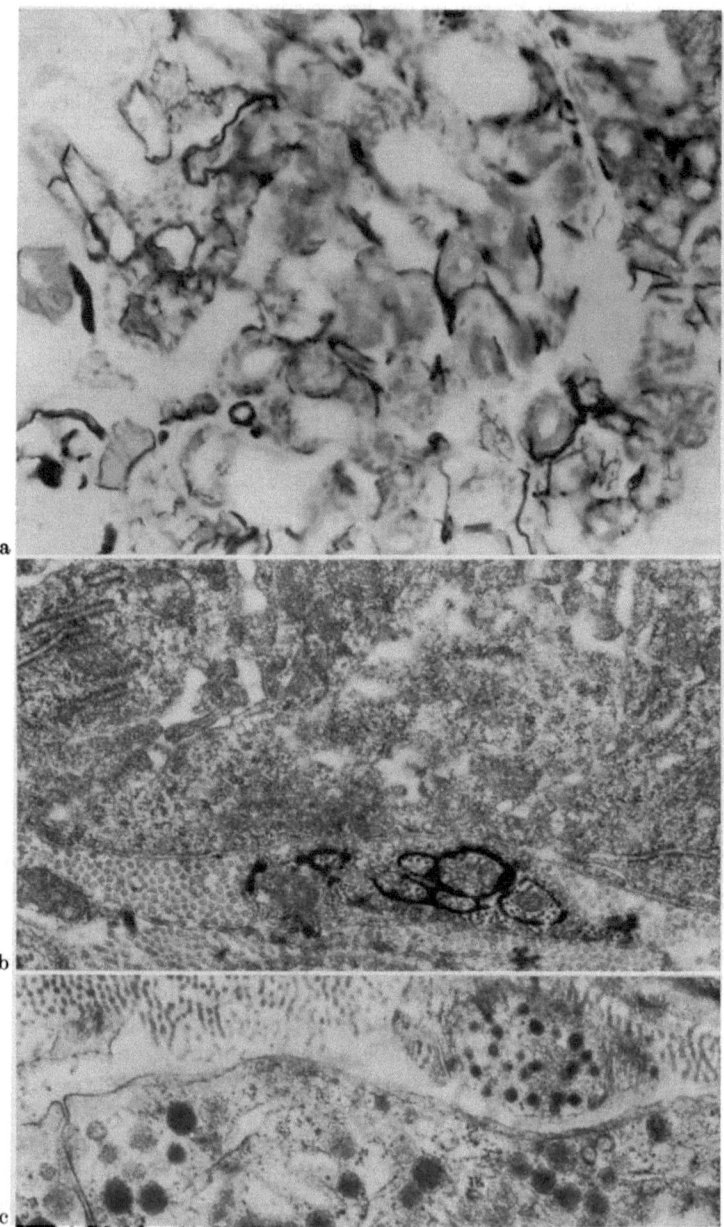

Abb. 21. a Cholinerge Nerven in der Schilddrüse einer 2 Tage alten Ratte. Vergr. 275×.
b Cholinerge Nervenfasern in unmittelbarer Nähe einer C-Zelle eines adulten Kaninchens.
Vergr. 18000×. c Bläschenhaltige Nervenendigung oder -anschwellung an einer C-Zelle
eines 2 Monate alten Meerschweinchens. Vergr. 18000×

und Kollagen getrennt. Diese Beobachtung stützt die Vermutung von Daniel et al. (1967), die das Lymphgefäßsystem in Zusammenhang mit dem Abtransport des Thyroxins aus der Schilddrüse bringen.

Diskussion

Eine Aufgabe der vorliegenden histochemisch-elektronenmikroskopischen Untersuchung bestand darin, die morphologische Ausreifung des Schilddrüsengewebes zu verfolgen. Als ultrastrukturelle Kriterien für den Grad der cytologischen Ausdifferenzierung wurden für die Follikelepithelzellen außer dem polaren Aufbau vor allem der Gehalt an ,,Cytosomen" (Seljelid, 1967), apikalen Bläschen und die Dichte des Mikrovillisaumes, und für die C-Zellen die Zahl der Sekretionsgranula herangezogen. Ein Vergleich der untersuchten Arten zeigt nun, daß die Spezies mit der kürzesten Tragezeit, Ratte und Kaninchen, bei der Geburt ein deutlich geringgradiger ausdifferenziertes Schilddrüsengewebe besitzen als die Spezies mit längerer Tragezeit wie Hund und Katze. Der höchste strukturelle Differenzierungsgrad wurde beim Meerschweinchen beobachtet. Dieser Befund entspricht dem ,,Nestflüchter" status dieser Art. Auch die Weiterdifferenzierung des Schilddrüsengewebes verläuft in den ersten Lebenstagen bei Hund, Katze und Meerschweinchen rascher als bei der Ratte.

Sowohl für die F- als auch die C-Zellen läßt sich ein Schema der cytologischen Differenzierung aufstellen. Hauptkennzeichen der frühembryonalen *F-Zellen* (13.—16. Tag) ist ihr Reichtum an freien Ribosomen (Abb. 22). Alle anderen Zellorganellen (Golgi-Apparat, endoplasmatisches Reticulum, Mitochondrien) sind zwar vorhanden, treten aber mengenmäßig noch zurück, Glykogen und Lipideinschlüsse sind verbreitet, Granula fehlen. In der Spätembryonalperiode (17.—20. Tag) wird das Cytoplasma dagegen weitgehend von den genannten Zellorganellen ausgefüllt. Besonders das E.R. erfährt durch Anlagerung von Ribosomenspiralen an Unterbrechungen im Membransystem eine besonders auffallende Erweiterung. Ganz vereinzelt treten elektronendichte Granula und helle Vesikel auf, die Glykogenmenge nimmt ab. Das Schilddrüsen-Kolloid entsteht bei Ratte, Hund und Katze als intrazelluläre Vacuole, was mit den Befunden am Menschen (Shepard, 1968) übereinstimmt. Dieser Entstehungsmodus wird jedoch von Petrovic und Porte (1961), Felimann et al. (1961), Ishikawa (1965), Hilfer (1964), Fujita und Tanizawa (1966) für Ratte und Huhn bestritten.

Die postnatale Differenzierung der Schilddrüse findet ihren Ausdruck in einer Polarisierung der Zelle und dem Auftreten typischer granulärer Einschlüsse (Abb. 23):

Homogene elektronendichte Granula unterschiedlicher Größe (=Cytosomen nach Seljelid, 1967), die im Golgi-Feld entstehen und bei adulten Ratten und Meerschweinchen eine positive Saure-Phosphatase-Reaktion geben (Wetzel et al., 1964; Seljelid, 1967) und daher als Lysosomen klassifiziert werden können. Daneben kommen auch typische größere Lysosomen mit heterogenem Inhalt vor. Größere helle Einschlüsse werden in der Literatur häufig ,,Kolloideinschlüsse" genannt. Außerdem treten besonders lateral und apikal in der Zelle helle Bläschen auf. Über die Bedeutung der verschiedenen Granula- und Vesikelformen herrscht keine Einigkeit. Wissig (1963) z.B. hält die großen hellen Einschlüsse für neusynthetisiertes Kolloid, das ins Follikellumen transportiert wird und die elektronendichten Granula für deren Vorstufen. Wollmann et al. (1964), Wetzel et al. (1965), Ekholm et al. (1966) und Seljelid (1967) halten dagegen alle dichten Granula für Lysosomen, die nur unterschiedlich weit differenziert sind, und die großen

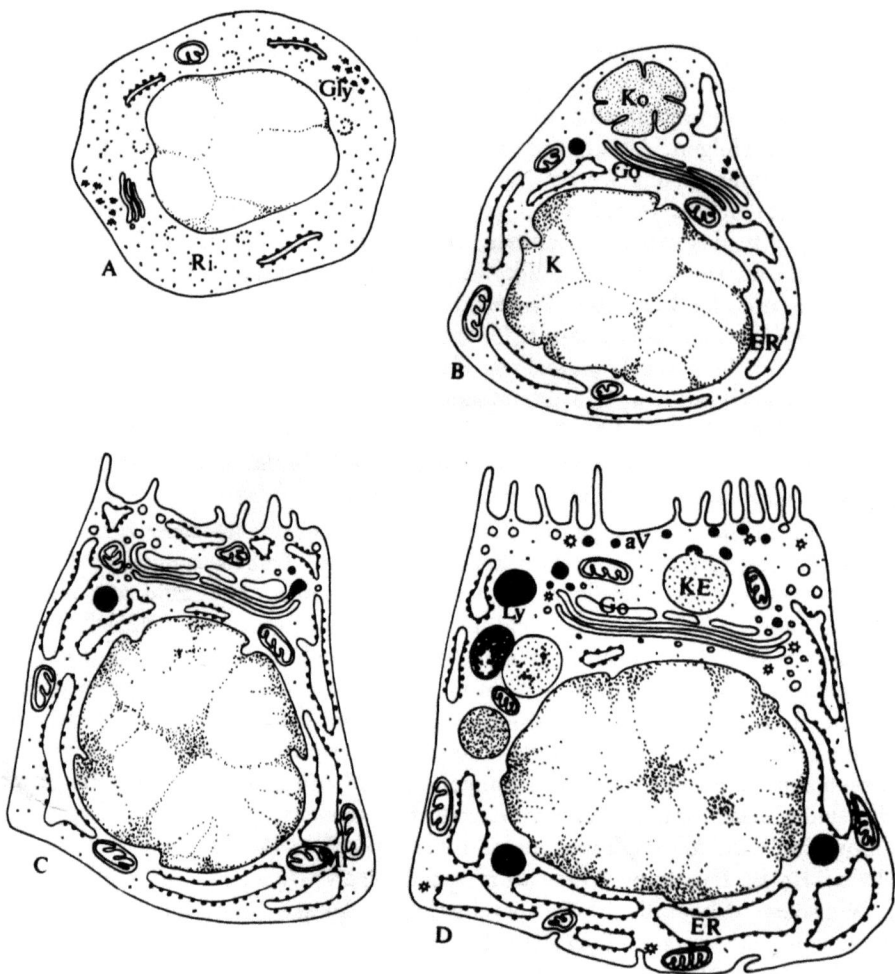

Abb. 22. Verschiedene Differenzierungsstadien von F-Zellen. A früh-, B spätembryonal, C zum Zeitpunkt der Geburt, D bei juvenilen Tieren. *Ko* Intracelluläre Kolloidvacuole, *KE* „Kolloid"-einschluß, *Ri* freie Ribosomen, *Gly* Glykogen, *E.R.* rauhes endoplasmatisches Reticulum, *Go* Golgiapparat, *Mi* Mitochondrium, *Ly* Lysosom

hellen Einschlüsse für resorbiertes Kolloid, eine Interpretation, die auch in der lichtmikroskopischen Literatur (Bargmann, 1939; Williams, 1939) verbreitet ist. Die Lysosomen treten in enge Verbindung mit dem resorbierten Kolloid und spielen eine Rolle bei der Aktivierung des Thyroxins. Diese Auffassung wird auch durch die vorliegende Untersuchung gestützt. Miteinander assoziierte Lysosomen und „Kolloid"einschlüsse wurden bei der Katze bereits in den ersten Tagen nach der Geburt und bei der Ratte nach der 1. Woche gefunden. Besonders die Ergebnisse an jungen Katzen zeigen aber, daß dieses intracelluläre Kolloid im allgemeinen nicht in Form großer Einschlüsse durch Pseudopodien in die Zelle transportiert wird, wie vielfach angenommen wird, sondern in Form von kleinen Pinocytosebläschen, die dann erst in der Zelle zu einem größeren Gebilde

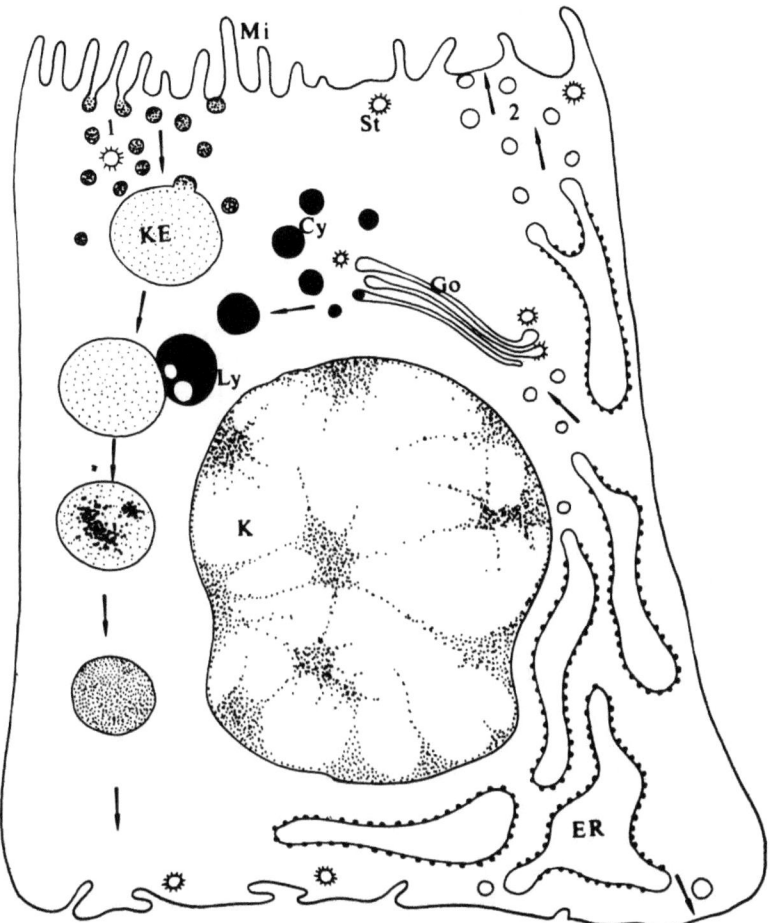

Abb. 23. Schema zu Sekretionsmodus in einer Follikelepithelzelle. Vom endoplasmatischen Reticulum (*E.R.*) schnüren sich Bläschen (*2*) ab, die vorwiegend zum apikalen Zellpol wandern, aber auch zum Golgiapparat und u.U. direkt zur Zellbasis. An der Basis der Mikrovilli (*Mi*) schnürt sich ein zweiter Bläschentyp (*1*) ab, der Kolloid resorbiert. Diese Bläschen fließen zusammen und bilden einen „Kolloid"einschluß (*KE*). Dieser kommt in engen Kontakt mit im Golgiapparat (*Go*) gebildeten Lysosomen (*Ly*), — Endformen der Cytosomen (*Cy*) —, wobei er an Dichte zu- und an Umfang abnimmt. Die Stachelsaumbläschen (*St*) transportieren möglicherweise Enzyme. *K* Kern

verschmelzen. Das Material in den Pinocytosebläschen ist meist dicht und grobpartikulär wie das Kolloid des Follikellumens, verändert aber beim Zusammenfließen der Bläschen seine Beschaffenheit; es wird feinpartikulär und heller.

Neben diesen Bläschen tritt eine zweite Vesikelpopulation auf, die in Gestalt von Abschnürungen der E.R.-Zisternen entsteht, vermutlich nach apikal wandert und ihren Inhalt, der in seiner Beschaffenheit dem der Zisternen gleicht, in das Follikellumen abgibt. Bläschen, die sich vom E.R. abschnüren, wurden auch von Fujita (1963) beobachtet. Fujita nimmt jedoch an, daß sie direkt zur Zellbasis wandern und dort ihren Inhalt ins Interstitium abgeben. Dieser Weg erscheint möglich, stellt aber nach den vorliegenden Beobachtungen nicht den Hauptweg der E.R.-Vesikel dar. Die spezifische Funktion der Stachelsaumbläschen, die gleichfalls in größerer Zahl apikal auftreten können, bleibt unklar. Da sie häufig mit dem Transport von Proteinen in Zusammenhang gebracht werden, besteht die Möglichkeit, daß sie Enzyme transportieren.

Das erstmalige Auftreten der genannten Granula- und Vesikelformen ist ein Hinweis für die Aufnahme der spezifischen Funktion der F-Zellen 4—5 Tage vor der Geburt, denn nach Geloso (1967) läßt sich in der foetalen Rattenschilddrüse ebenfalls 4—5 Tage vor der Geburt erstmalig Thyroxin nachweisen. Aber erst 10—14 Tage nach der Geburt ist das Follikelepithel morphologisch ausgereift. Auch das typische Enzymverhalten der F-Zellen juveniler Ratten wird erst nach etwa 2 Wochen erreicht. Zwar lassen sich bei neugeborenen Tieren bereits alle untersuchten Enzyme nachweisen, doch ist die Intensität der lysosomalen Enzyme, der untersuchten Esterasen und der alkalischen Phosphatase noch sehr gering. Auch ihre Lokalisation ist z.B. im Falle der sauren Phosphatase in den Thyreoiden infantiler und juveniler Ratten verschieden. Bei infantilen Tieren ist sie ganz überwiegend im Golgifeld und in sog. Myelinfiguren degenerierender Mitochondrien zu finden, bei älteren Tieren in Lysosomen und z.T. in „Kolloid"-einschlüssen (Wetzel et al., 1965; Seljelid, 1967a—c). Die Reaktionen auf Diaphorasen, Bernsteinsäure- und α-Glycerophosphat-Dehydrogenasen fallen dagegen auch bei infantilen Tieren schon kräftig aus. Diese Reaktionen entsprechen einem hohen Energiestoffwechsel, bei dem Atmungskette und der Citratcyclus im Vordergrund stehen dürften. Vermutlich spielt aber auch der Pentosephosphatcyclus eine größere Rolle, denn die Reaktion auf die NADP-Diaphorase fällt auch verhältnismäßig kräftig aus, wenn auch schwächer als der Nachweis der NADH-Diaphorase. Schapiro (1968) hält die gleichfalls 2—3 Wochen andauernde physiologische Ausreifung der Rattenschilddrüse für eine Voraussetzung ihrer optimalen Funktion bei älteren Tieren. So haben zwar Thyroxingaben bei infantilen Tieren zunächst eine Leistungssteigerung zur Folge, z.B. bei Lerntests, hinsichtlich der Differenzierung des Kleinhirns (Purkinjezellen) und der Geschwindigkeit der Myelinisierung (Hamburgh, 1968; Geloso et al., 1968), jedoch fallen diese Tiere später normal aufgewachsenen Ratten gegenüber zurück und sind diesen deutlich unterlegen. Hieraus ergeben sich wichtige klinische Konsequenzen, auf die auch Shepard (1968) hinweist.

Während bei der Ratte die Aktivität aller untersuchten Enzyme mit dem Alter zunimmt, läßt sich beim adulten Meerschweinchen nach einem Höhepunkt der 3—6 Monate alten Tiere eine Abnahme der Enzymmengen bei Adulten beobachten. Diese Beobachtung stimmt mit den Angaben Sugiyamas (1954a, b) über morphologische Altersveränderungen der Meerschweinchenschilddrüse überein, wonach bei adulten Tieren ein niedriges, inaktives Epithel vorkommt. Obwohl die biologische Bedeutung der sog. unspezifischen Esterasen weitgehend unbekannt ist, erscheinen die Nachweise der α-Naphthyl-acetat-Esterase und Indoxylacetat-Esterase als besonders geeignet, Hinweise auf den Funktionszustand der Schilddrüse zu geben, wobei Aktivität der Drüse und Reaktionsstärke einander proportional zugeordnet sind. Die Vermutung von Pepler und Pearse (1957b), daß diese unspezifischen Esterasen mit intrazellulären Peptidasen identisch seien, hat sich bisher nicht bestätigen lassen.

Die Untersuchung der geschilderten Differenzierung war die Voraussetzung für die Klärung der Frage nach der Herkunft der C-Zellen. Die Richtigkeit, daß die C-Zellen in der Schilddrüse der Säuger ultimobranchialer Herkunft seien, ist durch den Nachweis von Calcitonin in den Ultimobranchialkörpern von Elasmobranchiern, Teleosteern, Amphibien, Reptilien und Vögeln (Copp et al., 1970; Robertson, 1970) besonders wahrscheinlich geworden. Auch die zentrale Verbreitung der C-Zellen in einem Schilddrüsenlappen von Meerschweinchen und Hund läßt sich am besten mit der Annahme erklären, daß sie dem Gewebe des eingewanderten Ultimobranchialkörpers entstammen. Daß das Ultimobranchialkörpergewebe wie die Schilddrüse einen follikulären Aufbau besitzen kann, zeigt sein Verhalten bei einer Reihe von Nichtsäugern (Eggert, 1938; Watzka, 1933). Einige Befunde lassen an die Möglichkeit denken, daß sich aus der Anlage der lateralen Schilddrüse (= Anlage des Ultimobranchialkörpers) nicht nur C-Zellen, sondern auch typisches Thyreoideagewebe entwickeln:

Bei der Ratte kann man im Gewebe des Ultimobranchialkörpers, das meist noch am 17. Tag der Embryonalentwicklung der Schilddrüse zu erkennen ist, zwei Zellformen unterscheiden: dunklere Zellen mit wenig umfangreichem Cytoplasma und größere helle, die möglicherweise Frühstadien von C-Zellen darstellen. Sicher sind diese aber erst zwei Tage später auf Grund ihrer spezifischen Sekretionsgranula zu erkennen. Für die Annahme, daß sich C- und F-Zellen aus der gleichen Anlage entwickeln, spricht weiterhin, daß beide stets räumlich und strukturell (Desmosomen) eng miteinander verknüpft sind und stets in einer gemeinsamen Basalmembran liegen, worauf auch Azzali (1966) für Opossum und Gürteltier hinweist. In einer Untersuchung 1,4—12 cm langer menschlicher Feten kommen Lietz et al. (im Druck) ebenfalls zu dem Ergebnis, daß sich aus dem Ultimobranchialkörper sowohl F- als auch C-Zellen differenzieren. Diese Interpretation weicht von der Annahme Stoeckels und Portes (1970) ab, die vermuten, daß sich aus der Anlage des Ultimobranchialkörpers ganz überwiegend C-Zellen differenzieren, die sich dann in der Schilddrüse ausbreiten und dem Follikelepithel basal anlagern.

Die Frage, ob die C-Zellen, wie von Pearse (1970) für eine Reihe von polypeptidbildenden Zellen (Apud-Zellen, Pearse, 1969) angenommen wird, ursprünglich der Nenralleiste entstammen und sich erst sekundär im Ultimobranchialkörper ansiedeln, bedarf vor allem weiterer autoradiographischer Untersuchungen, wie sie von Johnson (1966) begonnen wurden. Für das Huhn wurde diese Frage von LeDouarin und LeLièvre (1970) bereits positiv beantwortet. Damit wird die genetische Verwandtschaft von Neuronen und vielen endokrinen Zellen besonders deutlich. Außerdem werden ultrastruturelle und histochemische Gemeinsamkeiten dieser zwei Zellgruppen verständlich, z.B. der Besitz von Cholinesterasen und biogenen Aminen.

Neville (1972) bezieht seine Befunde an Tumoren, die ein „para-endokrines Syndrom" hervorrufen, ebenfalls auf die Existenz einer neuroektodermalen Stammzelle für verschiedene polypeptidbildende endokrine Zellen.

Die embryonalen C-Zellen (Abb. 24) ähneln besonders hinsichtlich ihres Gehaltes an freien Ribosomen und Glykogen zunächst den F-Zellen und anderen endokrinen Zellen, z.B. denen der Adenohypophyse (Schechter, 1970). Ihr spezifisches Produkt, die Sekretionsgranula, tritt bei der Ratte jedoch mengenmäßig

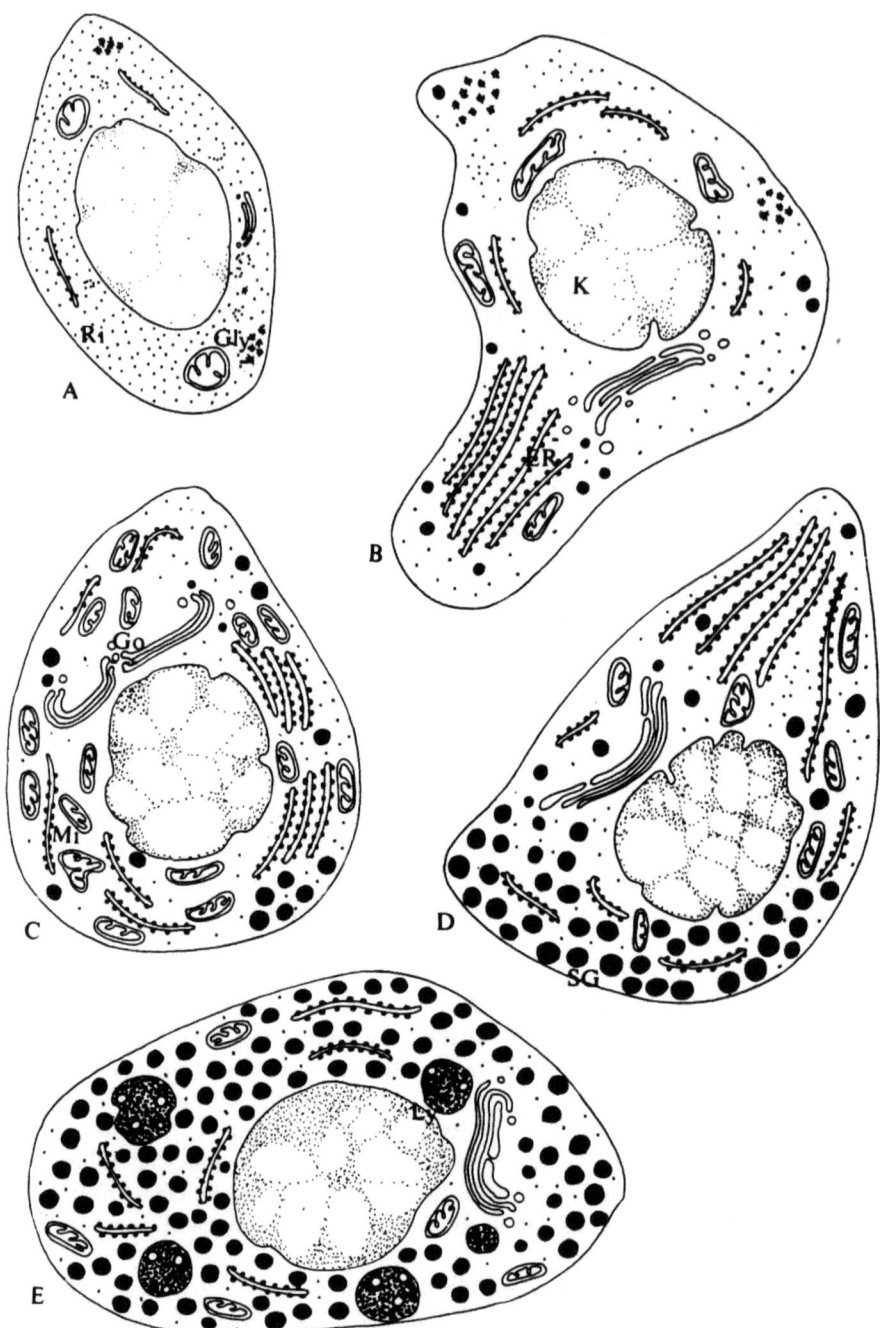

Abb. 24 A—E. Verschiedene Differenzierungsstadien von C-Zellen. A früh-, B spätembryonal; C zum Zeitpunkt der Geburt, D bei juvenilen, E bei adulten Tieren. *Gly* Glykogen, *Ri* freie Ribosomen, *Go* Golgiapparat, *E.R.* endoplasmatisches Reticulum, *Mi* Mitochondrien, *K* Kern, *Ly* Lysosomen

viel früher in den Vordergrund als in den F-Zellen. Die ersten Granula erscheinen 3—4 Tage vor der Geburt und sind zunächst noch sehr viel kleiner als später bei den juvenilen Tieren. In den C-Zellen sind die sich bildenden rauhen E.R.-Zisternen englumig und oft zu parallel verlaufenden Systemen angeordnet. Die Mitochondrien treten bei neugeborenen und infantilen Tieren stark in den Vordergrund und deuten auf einen hohen Energiestoffwechsel, der vermutlich für Granulasynthese und -ausschleusung erforderlich ist. Auch der Golgi-Apparat nimmt früh einen ausgedehnten Umfang an. Die Befunde an Hund und Katze sprechen dafür, daß die Granula im Bereich des rauhen E.R. und des Golgi-Apparates entstehen können, wie es auch von Faller (1969) für A- und B-Zellen im Inselapparat der Ratte vermutet wird. Unklar bleibt, ob es sich hierbei — ebenso wie bei den unterschiedlich elektronendichten Granula — um verschiedene Körnchentypen handelt. Zum Beispiel könnten die dichten Granula, die eher im Golgi-Feld entstehen, mehr oder ausschließlich Indol- oder Katecholamine enthalten, wie sie licht- (Falck, 1962; Ritzen et al., 1965; Pearse, 1966) und elektronenmikroskopisch (Kulina und Pearse, 1970) in den C-Zellen nachgewiesen sind. Obwohl die Bedeutung der biogenen Amine in den C-Zellen noch unbekannt ist, erscheint doch ein Zusammenhang mit der spezifischen Funktion der Zellen — Calcitoninbildung und Ausschüttung — zu bestehen. Parallel zur morphologisch erkennbaren Ausbildung dieser Funktion tritt nämlich wenige Tage vor der Geburt die Fähigkeit auf, injizierte Aminosäurenderivate über eine Decarboxylierung in Amine umzuwandeln und diese zu speichern (Pearse und Carvalheira, 1967).

Gemeinsam ist allen untersuchten Säugetieren eine Vermehrung der Zahl von Sekretgranula und Lysosomen in den C-Zellen mit dem Altern. Offenbar spielen die Lysosomen hier eine ähnliche Rolle, wie sie in den endokrinen Zellen der Adenohypophyse (Smith and Farquhar, 1965) vermutet wird, d.h. sie haben die Aufgabe, Hormongranula abzubauen und zu inaktivieren. Dieser Befund wird als Ausdruck einer abnehmenden Bedeutung des C-Zell-Systems aufgefaßt. Der Höhepunkt der Aktivität der C-Zellen fällt in die Periode, in der die Tiere säugen bzw. noch sehr jung sind. Bei den säugenden Tieren besteht die Hauptaufgabe des Calcitonins möglicherweise darin, den hohen Calciumgehalt in der aufgenommenen mütterlichen Milch abzusenken. Aus den Untersuchungen Comars (1956) geht hervor, daß Rattenembryonen bereits kurz vor der Geburt einen sehr lebhaften Calciumumsatz aufweisen: innerhalb einer Stunde absorbieren die Embryonen das gesamte im mütterlichen Blut gelöste Calcium. Beim langsamer wachsenden Menschen werden in einer Stunde 10% der löslichen Calciumfraktion des mütterlichen Blutes vom Foetus aufgenommen (Widdowson, 1968). Ferner ist eine Beziehung zwischen der C-Zellaktivität und der Differenzierung des Skeletsystems sehr wahrscheinlich, denn auch nach Beendigung der Stillzeit erscheinen die C-Zellen noch sehr aktiv: ihr E.R., ihre Mitochondrien und ihr Golgi-Feld sind gut entwickelt, die Granula-Zahl ist herabgesetzt, d.h. die Granula werden nach ihrer Bildung nicht gespeichert, sondern rasch abgegeben.

Einen direkten Einfluß von injiziertem Calcitonin auf Knochenzellen beobachteten Mills et al. (1972). Danach kann Calcitonin eine Vermehrung der Osteoblastenzahl und Ablösung der Osteoclasten von der Knochenoberfläche bewirken.

Vergleichbar sind die Angaben von Dambacher et al. (1968), die die Funktion des Calcitonin vor allem in einer Förderung des Einbaus von Mineralsubstanzen in die Osteoidgrundsubstanz sehen. Diese Befunde stimmen gut mit den hier erhobenen überein, wonach die C-Zellen in der Zeit des Skeletaufbaus besonders aktiv sind. Auch Copps Angaben (1972) zur Funktion des Calcitonin bei niederen Vertebraten belegen einen spezifischen Einfluß auf den Knochen- und Calciumstoffwechsel. So wachsen Schildkröten schneller, wenn Calcitonin chronisch abgegeben wird, und Hühner legen nach Entfernen der Ultimobranchialkörper Eier mit schlecht verkalkter Schale.

Bei der Ratte ist der Unterschied im Gehalt der C-Zellen an Hormongranula zur Zeit des Knorpel- und des Knochenaufbaues besonders auffällig. Im Fühstadium der Entwicklung, in dem überwiegend Knorpel gebildet wird, fehlen Granula bzw. sie sind verhältnismäßig selten und kleiner als zur Zeit der Knochenbildung, in der außer der vermehrten Zahl der Hormongranula Mitochondrien und endoplasmatisches Reticulum stark hervortreten. Diese Beziehungen von C-Zellen zum Skeletsystem werden auf folgender Tabelle dargestellt.

In der Tabelle 2 wird der histologische Aufbau des Skelets der Ratte (nach Henneberg, 1937) mit der cytologischen Differenzierung der C-Zellen während der Embryonalentwicklung verglichen:

Tabelle 2

	Skelet	C-Zellen
13. Tag	Mesenchymverdichtung	undifferenziert (enthalten vorwiegend freie Ribosomen und Glykogen)
14. Tag:	Mesenchymverdichtungen und Vorknorpel	undifferenziert (enthalten vorwiegend freie Ribosomen und Glykogen)
15. Tag	ganz überwiegend Knorpel	undifferenziert (enthalten vorwiegend freie Ribosomen und Glykogen)
16. Tag:	Knorpel und erste Knochenkerne, Auftreten erster Zahnanlagen	Neben Ribosomen und Glykogen umfangreichere rauhe E.R.-Zysternen
18. Tag:	Verknöcherung einzelner Schädel- und Extremitätenknochen	Beträchtliche Ausbildung von rauhem E.R., Mitochondrien und Golgiapparat. Auftreten von Sekretionsgranula
19. Tag:	Verknöcherung hat alle Haut- und Röhrenknochen ergriffen	Auffallende Volumenzunahme der C-Zellen. Starke Zunahme an Sekretionsgranula, die jedoch deutlich kleiner als bei adulten Tieren sind
21. Tag (= Geburt):	Fortschreiten der Verknöcherung	Reichentwickeltes rauhes endoplasmatisches Retikulum, ungewöhnlich viele Mitochondrien. Sekretionsgranula vor allem in der Zellperipherie

Das Strukturbild der C-Zellen neugeborener Tiere ähnelt also nicht, wie Stoeckel und Porte (1970) angeben, jenem adulter Tiere. Es ist vielmehr durch die Äquivalente besonderer synthetischer und sekretorischer Aktivität gekennzeichnet.

Dem feinstrukturellen Nachweis der spezifischen Sekretgranula in den C-Zellen neugeborener Mammalia entsprechen die biochemischen Befunde von Philippo et al., (1969), die zeigen, daß der Organismus bereits einige Tage nach der Geburt auf Calcitoninjektionen anspricht. 1—17 Tage alte Schweine reagierten auf Calcitonin, das eine kurze Halbwertzeit hat (O'Riordan et al., 1969), mit einer Senkung des Blutcalciumspiegels. Weiterhin fanden Philippo et al. (1969) eine Zunahme an Calitonin bei jungen Tieren, die der beobachteten Vermehrung der Granulazahl entspricht.

Die Bedeutung der Cholinesterase in den C-Zellen, die bei jüngeren Tieren schwächer reagiert als bei adulten, bleibt unklar. Von Welsch und Pearse (1969) und Welsch und Haase (1970) wird in Anlehnung an andere Untersuchungen vermutet, daß die Cholinesterase — meist BuChE — eine Funktion bei der Durchlässigkeitskontrolle der Membranen spielt, auf denen sie lokalisiert ist. Wegen der engen Beziehung ihrer Intensität zu der Hormonsynthese (Stachura und Pearse, 1970), wie sie auch in der Adenohypophyse von Haase und Farner (1969) gefunden wurde, ist jedoch auch an die Möglichkeit zu denken, daß die ChE eine Funktion bei der Proteinsynthese erfüllt.

Weiterhin besteht die Möglichkeit, daß die Cholinesterasen Teil eines cholinergen Mechanismus in den C-Zellen sind. Indirekte Hinweise für das Vorkommen von Acetylcholin in den C-Zellen fanden Albanus et al. (1968) sowie Tjälve und Slanina (persönliche Mitteilung). Die Bedeutung eines solchen Systems ist noch unklar.

Die vorliegenden Befunde zur Nervenversorgung zeigen eine reiche cholinerge und spärliche adrenerge Innervation der Schilddrüse bereits bei neugeborenen Säugern. Fasern mit Cholinesteraseaktivität und endigungsähnliche Strukturen mit verschiedenen Bläschenformen in unmittelbarer Nähe von C-Zellen lassen einen Einfluß des Parasympathicus auf diese Zellen vermuten. Cooper et al. (1972) fanden nach Vagusstimulation eine Erhöhung des Calcitoninspiegels im Blut, vermuten jedoch, daß diese Erhöhung indirekt erfolgt, und zwar bewirkt Vagusreizung zunächst Freisetzung von Gastrin, das seinerseits Calcitonin freisetzt.

Zusammenfassung

Die ontogenetische Differenzierung der Follikelepithel- (=F) und parafollikulären (=C) Zellen der Säugetierschilddrüse wurden mit elektronenmikroskopischen und histochemischen Methoden bei Ratte, Meerschweinchen, Kaninchen, Hund und Katze verfolgt. Dabei wurde deren unterschiedlich lange Embryonalentwicklung und Zugehörigkeit zur Gruppe der Nesthocker oder Nestflüchter besonders berücksichtigt.

Bei der Ratte sind die F-Zellen vom 13.—16. Tag des Embryonallebens vor allem durch freie Ribosomen und kleinere Glykogenfelder gekennzeichnet. Vom 17. Tag an treten rauhes endoplasmatisches Reticulum, Golgiapparat und Mitochondrien in den Vordergrund. Hinweise auf den Beginn der spezifischen Sekretionstätigkeit der F-Zellen finden sich bei der Ratte 4—5 Tage vor der Geburt. Das Kolloid entsteht zunächst als intracellulärer Einschluß. Die F-Zellen sind zum Zeitpunkt der Geburt bei Tieren mit längerer Tragzeit weiter differenziert (z.B. hinsichtlich der Zellpolarisierung und des Gehalts an granulären Einschlüssen) als bei solchen mit kürzerer Tragzeit. Bei juvenilen Tieren aller untersuchten

Arten lassen sich folgende Vesikel- und Granula-Typen unterscheiden: elektronendichte Cytosomen, die sich zu typischen Lysosomen umformen; „Kolloid"einschlüsse, die durch Zusammenfließen apikaler Resorptionsbläschen entstehen und die nach Kontaktaufnahme mit den Lysosomen dichter und kleiner werden; Stachelsaumbläschen; Bläschen, die durch Abknospung aus dem rauhen E.R. entstehen und vermutlich Stoffe in das Follikellumen transportieren.

Die vorliegenden Ergebnisse stehen in Übereinstimmung mit der Annahme, daß der Ultimobranchialkörper der Säugetiere während der Entwicklung in die mediane Schilddrüse einwandert. Aus ihm differenzieren sich F- und C-Zellen. Letztere enthalten zunächst vorwiegend freie Ribosomen und Glykogen. 2—3 Tage vor der Geburt treten in den C-Zellen der Ratte die kennzeichnenden Sekretionsgranula auf, ein Vorgang, der parallel zur Bildung von Knochengewebe im Bereich des Schädels und der Extremitäten erfolgt. Dies ergibt sich aus dem Vergleich mit Angaben über die histologische Entwicklung der Knochen aus der Literatur. Zum Zeitpunkt der Geburt enthalten die C-Zellen in reichem Maße englumige E.R.-Zisternen und Mitochondrien. C-Zellen infantiler und juveniler Tiere besitzen weniger Granula als die von adulten. Dieser Befund wird im Sinne eines rascheren Hormonumsatzes bei jungen Tieren interpretiert. Bei Adulten treten größere Mengen von Lysosomen auf, die sehr wahrscheinlich Hormongranula inaktivieren. Rauhes endoplasmatisches Reticulum, Golgiapparat und Mitochondrien treten im Alter zurück.

Hydrolytische lysosomale Enzyme und Esterasen sind in der Schilddrüse zur Zeit der Geburt nur in geringer Menge vorhanden. In der Thyreoidea der Ratte wird der Enzymgehalt, der für die Schilddrüse juveniler Tiere typisch ist, nach ca. 2 Wochen erreicht. Der Unterschied der Reaktionsstärke in den Schilddrüsen infantiler und juveniler Tiere ist bei den untersuchten Diaphorasen und Dehydrogenasen geringer. Diese Beobachtung deutet auf einen hohen Energiestoffwechsel im Schilddrüsengewebe neugeborener Säuger und steht in Einklang mit dem auffallend hohen Mitochondriengehalt z.B. in den C-Zellen aller untersuchter Arten. Die stärkere Reaktion der NAD-Diaphorase und Bernsteinsäure-Dehydrogenase spricht für deutliches Überwiegen des Citratcyclus; die recht kräftige NADP-Diaphorasereaktion deutet jedoch auf eine nicht unbeträchtliche Bedeutung auch des Pentosephophatcyclus in diesem endokrinen Gewebe. Saure Phosphatase ist bei Neugeborenen im Golgi-Feld lokalisiert — die typische Lokalisation in den Cytosomen und „Kolloid"einschlüssen tritt in größerem Umfang erst bei Juvenilen auf. Das Vorkommen von Cholinesterase ist meist auf Nerven und C-Zellen beschränkt, kommt bei juvenilen Ratten aber auch in den F-Zellen vor; besonders bei juvenilen Meerschweinchen ist sie auch im Kolloid verbreitet. Ihre Intensität ist bei adulten (weniger aktiven) C-Zellen am stärksten.

"The Development of the C-Cells and the Follicular Epithelium of the Mammalian Thyroid Gland. Electron Microscopical and Histochemical Investigations."

Summary

The cytological differentiation of the thyroid follicular (=F-) and C-cells has been followed up at various stages of age, including embryological ones, in rat, guinea pig, rabbit, cat and dog with electron microscopical and histochemical methods. At early embryological stages the F-cells are characterized by abundant free ribosomes and small fields of glycogen. At late embryological stages the classical cellular organelles become predominant: rough endoplasmic reticulum, golgi apparatus and mitochondria. In the rat, first indications of the specific function of the cell are to be observed 4–5 days before birth. The colloid originates as an intracellular vacuole. The F-cells of animals with longer times of pregnancy show at birth a higher degree of differentiation, e.g. in respect of the cellular polarisation and contents of granular inclusions, than those with shorter times. Particularly advanced is the guinea pig. The following types of vesicular and granular inclusions can be distinguished: electron dense cytosomes, which transform into typical lysosomes; "colloid" inclusions, arising from a fusion of apical resorption vesicles, which closely associate with the lysosomes and afterwards become denser and smaller; spined vesicles; light vesicles which arise by budding off from the E.R. system and which presumably transport material into the follicular lumen. From the ultimobranchial tissue, invading the median thyroid, F- as well as C-cells arise. The latter contain initially abundant free ribosomes and glycogen, then rapidly increase in size and appear to take up their specific function in parallel to the formation of bone in the skull and the extremities. At birth they contain a well developed E.R. system and large amounts of mitochondria.

Infantile and juvenile animals contain less secretion granules in their C-cells than adult ones. This finding is interpreted to represent a higher hormone-turnover in young animals. In adults considerable numbers of lysosomes appear, presumably inactivating the hormone-granules. Rough E.R., Golgi apparatus and mitochondria decrease in volume and number with increasing age.

Hydrolytic lysosomal enzymes and esterases are present in the thyroid at birth, however in low quantities. In the rat the typical enzyme level of juveniles is reached about 2 weeks after birth. In the case of the diaphorases and dehydrogenases investigated, the differences in intensity between infantile and juvenile animals are less pronounced. In newborn rats acid phosphatase is localized in the golgi field—the typical localization over lysosomes and "colloid" inclusions (in the F-cells) is to be observed regularly only in juveniles. Cholinesterase generally is restricted to nerves and C-cells, can occur, however, also in F-cells of juvenile rats. In particular in juvenile guinea pigs ChE can also be found in the colloid. ChE activity is strongest in adult (rather inactive) C-cells.

Literatur

Adolph, E. F.: Regulation of fetal heart rates. Amer. J. Physiol. **209**, 1095—1105 (1965).

Albanus, L., Hammarström, L., Sundwall, A., Ullberg, S., Vangbo, B.: Distribution and metabolism of H^3-atropine in mice. Acta physiol. scand. **73**, 447—456 (1968).

Azzali, G.: Sullo sviluppo delle cellule parafollicolari della tiroide di Opossum (Didelphys azarae) e di Xenarthra (Dasypus novemcinctus). Ateneo parmense. Acta bio.-med. **37**, 569—572 (1966).

Baber, E. C.: Contributions to the minute anatomy of the thyroid gland of the dog. Proc. roy. Soc. London, **24**, 240 (1876).

Bargmann, W.: Die Schilddrüse. In: Handbuch der mikroskopischen Anatomie des Menschen, hrsg. von W. v. Möllendorff, Bd. VI, 2, S. 1—136. Berlin: Springer 1939.

Bargmann, W., Gaudecker, B. v.: Über die Ultrastruktur neurosekretorischer Elementargranula. Z. Zellforsch. **96**, 495—504 (1969).

Bargmann, W., Welsch, U.: On the ultrastructure of the mammary gland. In: Lactogenesis, eds. Monica Reynolds u. F. J. Foley, p. 34—52. Philadelphia: University of Pennsylvania Press 1969.

Barka, T., Anderson, P. J.: Histochemistry, theory, practice and biography, p. 264. New York: Hoeber 1963.

Bertolini, R., Ruckhäberle, K.-E., Rother, P.: Das Fermentbild der Rattenschilddrüse in Abhängigkeit von der Follikelgröße. Exp. Path. **2**, 188—206 (1968).

Boquist, L.: Cilia in normal and regenerating islet tissue. Z. Zellforsch. **89**, 519—532 (1968).

Born, G.: Über die Derivate der embryonalen Schlundbögen und Schlundspalten bei den Säugetieren. Arch. mikr. Anat. **22**, 271—318 (1883).

Boyd, J. D.: Development of the human thyroid gland. In: The Thyroid (Pitt-Rivers and W. R. Trotter, eds.) p. 9—31. London-Washington: Butterworth 1964.

Burstone, M. S.: Enzyme histochemistry. New York-London: Academic Press 1962.

Bussolati, G., Pearse, A. G. E.: Immunofluorescent localization of calcitonin in C cells of pig and dog thyroid. J. Endocr. **37**, 205 (1967).

Carvalheira, A. F., Pearse, A. G. E.: Comparative cytochemistry of C cell esterases in the mammalian thyroid-parathyroid complex. Histochemie **8**, 175 (1967).

Comar, C. L.: Fetal cation concentrations. Ann. N.Y. Acad. Sci. **64**, 281—295 (1956).

Cooper, C. W., Schwesinger, W. H., Mahgoub, A. M., Ontjes, D. A., Munson, P. L.: Stimulation of secretion of pig thyrocalatonin (TC) by gastrin and by intragastric secretagogues. In: Endocrinology 1971, ed. S. Taylor. London: Heineman 1972 (im Druck).

Copp, D. H.: Ultimobranchial function in non-mammals. In: Endocrinology 1971, ed. S. Taylor. London: Heineman 1972 (im Druck).

Copp, D. H., Brooks, C. E., Low, B. S., Newsome, F., O'Dor, R. K., Parkes, C. O., Walker, V., Watts, E. G.: Calcitonin and Ultimobranchial function in lower vertebrates. In: Calcitonin, 1969, S. Taylor and G. Forster, eds. London: Heinemann 1970.

Copp, D. H., Cameron, E. C., Cheney, B. A., Davidson, A. G. F., Henze, K. G.: Evidence for calcitonin—new hormone from parathyroid that lowers blood calcium. Endocrinology **70**, 638 (1962).

Dambacher, M. A., Gruncaga, J., Lauffenburger, Th., Haas, H. G.: Human calcitonin. Germ. med. Mth. **14**, 356—358 (1969).

Daniel, P. M., Pratt, O. E., Roitt, I. M., Torrigiani, G.: Thyroglubulin in the lymph draining from the thyroid glands and in the peripheral blood of rats. Quart. J. Exp. Physiol. **52**, 184 (1967).

De Grandi, P. B., Kraehenbuhl, J. P., Campiche, M. A.: Ultrastructural localization of calcitonin in the parafollicular cells of pig thyroid gland with cytocrome c-labelled antibody fragments. J. Cell Biol. **50**, 446—456 (1971).

Dyke, J. H. van: The Ultimobranchial body. In: Comparative endocrinology, ed. by A. Gorbman, p. 320—339. New York: J. Wiley & Sons, Inc. 1959.

Ekholm, R., Smeeds, S.: On dense bodies and droplets in the follicular cells of the guniea pig thyroid. J. Ultrastruct. Res. **16**, 71—82 (1966).

Ericson, L. E.: Degranulation of the parafollicular cells of the rat thyroid by vitamin D_2-induced hypercalcemia. J. Ultrastruct. Res. **24**, 145 (1968).

Falck, B.: Observations on the possibilities of the cellular localization of monamines by a fluorescence method. Acta physiol. scand. **56**, Suppl. 197 (1962).

Faller, A.: Elektronenmikroskopische Differenzierung verschiedener Inselzelltypen im Pankreas normaler Albinoratten. Z. Zellforsch. **97**, 226—248 (1969).

Feliman, J. D., Vazquez, J. J., Kurtz, S. M.: Maturation of rat fetal thyroid. J. biophys. biochem. Cytol. **11**, 365—383 (1961).

Forster, G. V., MacIntyre, I., Pearse, A. G. E.: Calcitonin production and mitochondrion-rich cells of dog thyroid. Nature (London) **203**, 1029 (1964).

Fujita, H.: Electron microscopic studies on the thyroid gland of domestic fowl, with special reference to the mode of secretion and the occurence of a central flagellum in the follicular cell. Z. Zellforsch. **60**, 615—632 (1963).

Fujita, H., Tanizawa, Y.: Electron microscopic studies on the development of the thyroid gland of the chick embryo. Z. Anat. Entwickl.-Gesch. **125**, 132 (1966).

Geloso, J. P., Hemon, P., Legrand, J., Legrand, C., Jost, A.: Some aspects of thyroid physiology during the perinatal period. Gen. comp. Endocr. 10, 191—197 (1968).
Godwin, M. C.: Complex IV in dog with special emphasis on relation of ultimobranchial body to interfollicular cells in postnatal thyroid gland. Amer. J. Anat. 60, 299 (1937).
Gomori, G.: Microscopic histochemistry, p. 210. Chicago: Chicago University Press 1952.
Haase, E., Farner, D. S.: Acetylcholinesterase in der Pars distalis von Zonotrichia leucophrys gambelii (Aves). Z. Zellforsch. 93, 356—368 (1969).
Hamburgh, M.: Myelingenesis: temperature and thyroid hormone effects. Develop. Biol. 13, 15—30 (1966).
Hamburgh, M.: An analysis of the action of thyroid hormone on development based on in vivo and in vitro studies. In: Gen. Comp. Endocr. 10, 198—213 (1968).
Hargis, G. K., Williams, G. A., Tenenhouse, A., Arnaud, C. D.: Thyrocalcitonin: Cytological localization by immunofluorescence, Science (N.Y.) 152, 73 (1966).
Henneberg, B.: In Normentafeln zur Entwicklungsgeschichte der Wirbeltiere, H. 15, F. Keibel Hrsg., Entwicklung der Wanderratte, S. 1—162. Jena: G. Fischer 1937.
Hilfer, R. S.: Follicle formation in the embryonic chick thyroid. I. Early morphogenesis. J. Morph. 115, 135 (1964).
Hirsch, P. F., Gauthier, G. F., Munson, P. L.: Thyroid hypocalcemic principle and recurrent laryngeal nerve injury as factors affecting the response to parathyroidectomy, Endocrinology 73, 244 (1963).
Holt, S. J., Withers, R. F. J.: An appraisal of indigogenic reactions for esterase localization. Proc. roy. Soc. B, 148, 520 (1958).
Ishikawa, K.: Electron microscopic studies of the thyroid gland of the rat in embryonic life. Folia anat. jap. 41, 295—311 (1965).
Johnson, M. C.: A radioautographic study of the migration and fate of cranial neural crest cells in the chick embryo, Anat. Rec. 156, 143 (1966).
Kalina, M., Pearse, A. G. E.: Ultrastructural localization of biogenic amines in C cells of mice. In: Calcitonin 1969, S. Taylor and G. Foster, eds., p. 261—267. London: Heinemann 1970.
Kracht, J., Hachmeister, U., Breustedt, H.-J., Bönicke, J., Lenke, M.: Histopathological investigation on C Cells. In: Calcitonin: Symposium on thyrocalcitonin and C cells, ed. by S. Taylor, p. 143. London: Heinemann 1968.
Kracht, J., Hachmeister, U., Christ, U.: C cells in the human thyroid. In: Calcitonin 1969, S. Taylor and G. Foster, eds., p. 274—280. London: Heinemann 1970.
LeDouarin, N., LeLièvre, C.: Démonstration de l'origine neurale des cellules a calcitonine du corps ultimobranchial chez l'embryon de poulet. C. R. Acad. Sci. (Paris) 270, 2857 (1970).
Lewis, P. R., Shute, C. C. D.: The distribution of cholinesterase in cholinergic neurones demonstrated with the electron microscope. J. Cell Sci. 1, 381—390 (1966).
Lietz, H., Wöhler, J., Pomp, H.: Zur Entwicklung und Ultrastruktur der embryonalen Schilddrüse des Menschen. Z. Zellforsch. 113, 94—110 (1971).
Luciano, L., Reale, E.: Elektronenmikroskopische Beobachtungen an parafollikulären Zellen der Rattenschilddrüse. Z. Zellforschung 64, 751—766 (1964).
Matsuzawa, T.: Experimental morphological studies on the parafollicular cells of the rat thyroid gland, with a special reference to the source of thyrocalcitonin. Arch. histol. jap. 27, 521 (1966).
Melvin, K. E. W., Voelkel, E. F., Tashjian, A. H.: Medullary carcinoma of the thyroid. Stimulation by calcium and glucagon of calcitonin secretion. In: Calcitonin, 1969, S. Taylor and G. Foster, eds. London: Heinemann 1970.
Mills, B. G., Haroutinian, M., Bordier, P. J., Tun-Chot, S.: Effects of porcine calcitonin on the fine-structure, morphology and number of bone cells in the rabbit. In: Endocrinology 1971, ed. S. Taylor. London: Heineman 1972 (im Druck).
Moor, H.: The performance of freeze-etching and the interpretation of results concerning the surface structure of membranes and the fine structure of microtubules and spindle fibres. Balzer's Rep. 9, 1—11 (1966).
Nanba, H., Fujita, H.: Fine structure of the thyroid parafollicular cells in normal, vitamin D and $CaCl_2$-treated, and in $CaCl_2$-treated mice. Arch. histol. jap. 30, Nr. 3, 283—293 (1969).

Neumann, K.: Die Morphokinetik der Schilddrüse, S. 1—194. Stuttgart: Fischer 1963.
Neville, A. M.: Functional pathological aspects of the para-endocrine syndrome. In: Endocrinology 1971, ed. S. Taylor. London 1972, (im Druck).
Nonidez, J. F.: The origin of the "parafollicular" cell, a second epithelial component of the thyroid of the dog. Amer. J. Anat. 49, 479 (1932a).
Nonidez, J. F.: Further observations on the parafollicular cells of the mammalian thyroid. Anat. Rec. 53, 339 (1932b).
O'Riordan, I. L. H., West, T. E. T., Care, A. D.: Thyrocalcitonin, turnoverstudies. Proc. Soc. Endocr. 1 VI—1 VII, in J. Endocr. 43, 122 (1969).
Pearse, A. G. E.: Cytochemistry of thyroid C cells and their relationship to calcitonin. Proc. roy. Soc. B 164, 478 (1966a).
Pearse, A. G. E.: Common cytochemical properties of cells producing polypeptide hormones, with particular reference to calcitonin and the C cells. Vet. Rec. 79, 587 (1966b).
Pearse, A. G. E.: 5-Hydroxytryptophan uptake by dog thyroid C cells, and its possible significance in polypeptide hormone production. Nature (Lond.) 211, 598 (1966c).
Pearse, A. G. E.: The cytochemistry and ultrastructure of polypeptide hormone-producing cells of the apud series and the embryologic, physiologic and pathologic implications of the concept. J. Histochem. Cytochem. 17, 303—313 (1969).
Pearse, A. G. E.: The characteristics of the C cell and their significance in relation to those of other endocrine polypeptide cells and to the synthesis, storage and secretion of calcitonin. In: Calcitonin 1969, S. Taylor and G. Foster, eds., p. 125—140. London: Heinemann 1970.
Pearse, A. G. E., Carvalheira, A. F.: Cytochemical evidence for an ultimobranchial origin of rodent thyroid C-cells. Nature (Lond.) 214, 929 (1967).
Pepler, W. J., Pearse, A. E. G.: A histochemical study of the esterases of rat thyroid and their behaviour under experimental conditions. Brit. J. exp. Path. 38, 221 (1957a).
Pepler, W. J., Pearse, A. G. E.: The histochemistry of the esterases of rat brain. J. Neurochem. 1, 193—202 (1957b).
Petrovic, A., Porte, A.: Sur la formation en culture organotypique, de lacunes, intercellulaires dans ly thyroide d'embryon de poulet de sic jours et demi. Etude sous l'influence de la thyréostimuline. Etude au microscope electronique. C. R. Soc. Biol. (Paris) 155, 1848—1855 (1961).
Phillippo, M., Care, A. D., Hinde, F. R.: The effect of thyrocalcitonin in neonatal animals. Proc. Soc. Endocr. XV—XVI, in J. Endocr. 43 (1969).
Pickering, D. E.: Thyroid physiology in the developing monkey fetus (Macaca mulatta). Gen. comp. Endocr. 10, 182—190 (1968).
Poczopko, P. A.: Temperature regulation in newborn rats. J. cell. comp. Physiol. 57, 175—184 (1961).
Ritzen, M., Hammarström, L., Ullberg, S.: Autorradiographic distribution of 5-hydroxytryptamine and 5-hydroxytryptophan in the mouse. Biochem. Pharmacol. 14, 313—324 (1965).
Robertson, D. R.: The role of amphibian ultimobranchial gland on sites of calcium mobilization. In: Calcitonin, 1969, S. Taylor and G. Foster, eds. London: Heinemann 1970.
Rohr, H. P., Hasler, K.: The parafollicular cells of the thyroid gland as a possible site of production of thyrocaltionin. An electron microscopic stimulation by calcium acetate and vitamin D_3. Experimentia (Basel) 24, 152 (1968).
Samel, M.: Thyroid function during postnatal development in the rat. Gen. comp. Endocr. 10, 229—234 (1968).
Sandritter, W., Kummer, E., Pillat, G., Rowe, L.: Zur Histochemie und Funktion der parafollikulären Zellen in der Schilddrüse. Klin. Wschr. 34, 371 (1956).
Schapiro, S.: Some physiological, biochemical, and behavioral consequence of neonatal hormone administration: Cortisol and thyroxine. Gen. comp. Endocr. 10, 214—228 (1968).
Seljelid, R.: Endocytosis in thyroid follicle cells. I. J. Ultrastruct. Res. 17, 195—219 (1967a).
Seljelid, R.: Endokytosis in thyroid follicle cells. II. J. Ultrastruct. Res. 17, 401—520 (1967b).
Seljelid, R.: Endocytosis in thyroid follicle cells IV. J. Ultrastruct. Res. 18, 237—256 (1967c).
Shepard, T. H.: Development of the human fetal thyroid. Gen. comp. Endocr. 10, 174—181 (1968).

Shepard, T. H., Andersen, H., Andersen, H. J.: Histochemical studies of the human fetal thyroid during the first half of fetal life. Anat. Rec. **149**, 363—380 (1964b).
Smith, R. E., Farquar, M. G.: Lysosome function in the regulation of the secretory process in cells of the anterior pituitary gland. J. Cell Biol. **31**, 319—347 (1966).
Stoeckel, M. E., Porte, A.: Origine émbryonnaire et différenciation sécrétoire des cellules a calcitonine (cellules C) dans la thyroide foetale du rat. Z. Zellf. **106**, 251—268 (1970).
Stoeckel, M. E., Porte, A.: A comparative electron microscopic study on the fowl, the pigeon, and the turtle-love of the C cells localized in the ultimobranchial body and the thyroid. In: Calcitonin 1969, S. Taylor and G. Foster, eds., p. 327—338. London: Heinemann 1970.
Sugiyama, S.: Studies of the histogenesis of the thyroid gland of the guinea pig. I. Anat. Rec. **120**, 363—377 (1954).
Sugiyama, S., Sato, T.: Studies of the histogenesis of the thyroid gland of the guinea pig. II. Anat. Rec. **120**, 379—393 (1954).
Taki, A.: Histological studies of the prenatal development of the human thyroid gland. Okajimas Folia anat. japon **32**, 65—85 (1958).
Tjälve, H., Slanina, P.: Persönliche Mitteilung.
Watzka, M.: Vergleichende Untersuchungen über die ultimo-branchialen Körper. Z. mikr.-anat. Forsch. **34**, 385 (1933).
Welsch, U., Flitney, F. W., Pearse, A. G. E.: The fine structural localization of acetylcholinesterase in rabbit thyroid C-cells and the effect of uptake of 5-hydroxytryptophan or dihydroxyphenylalanine on their morphology. In: Calcitonin. Symposium on thyrocalcitonin and C-cells ed. by S. Taylor, p. 167. London: Heinemann 1968.
Welsch, U., Pearse, A. G. E.: Electron cytochemistry of BuChE and AChE in thyroid and parathyroid C-cells under normal and experimental conditions. Histochemie **17**, 1—10 (1969).
Welsch, U., Haase, E.: Cholinesterase in endokrinen Zellen. Acta histochem. (Jena) Suppl. X, 419—427, 1971.
Wetzel, B. K., Spicer, S. S., Wollman, S. H.: Changes in fine structural and acid phosphatase localization in rat thyroid cells following thyrotropin administration. J. Cell Biol. **25**, 593—618 (1965).
Widdowson, E. M.: Growth and composition of the fetus and newborn. In: Biology of gestation II, ed. by N. S. Assali. New York-London: Academic Press 1968.
Williams, E. D.: Medullary carcinoma of the thyroid. In: Calcitonin, 1969, S. Taylor and G. Foster eds. London: Heinemann 1970.
Williams, R. G.: Further observations on the microscopic appearance and behaviour of living thyroid foelicles in the rabbit. J. Morph. **65**, 17—51 (1939).
Wissig, S. L.: The anatomy of secretion in the follicular cells of the thyroid gland. II. J. Cell Biol. **16**, 93—117 (1963).
Wollman, S. H., Spicer, S. S., Burstone, M. S.: Localization of esterase and acid phosphatase in granules and colloid proplets in rat thyroid epithelium. J. Cell Biol. **21**, 191—201 (1964).
Young, B. A., Harrison, R. J.: Ultrastructure of light cells in the dolphin thyroid. Z. Zellforsch. **96**, 222—228 (1969).
Young, B. A., Leblond, C. P.: The light cell as compared to the follicular cell in the thyroid gland of the rat. Endocrinology **73**, 669 (1963).
Yoshimura, F., Yonetsu, T., Nakamura, M.: Hormonal regulation of parafollicular cell in thyroid gland. Endocr. jap. **9**, 294—301 (1962).

Sachverzeichnis

Alkalische Phosphatase 29
Apud-Zellen 41

C-Zellen, Cholinesterase 29—32
—, Elektronenmikroskopie, Hund 24
—, —, Katze 19—21
—, —, Meerschweinchen 24
—, —, Ratte 12—15
—, saure Phosphatase 32, 34
—, unspezifische Esterasen 28, 29
Cholinesterase, C-Zellen 29—32, 45
—, elektronenmikroskopisch 32
—, Follikelepithelzellen 32
—, Kolloid 32
cholinerge Nerven 35, 36
Cytosomen 16

Dehydrogenasen 29, 30, 40
Diaphorasen 29, 30, 40

Follikelepithelzellen, alkalische Phosphatase 29
—, Dehydrogenasen 29, 30
—, Diaphorasen 29, 30
—, Elektronenmikroskopie, Hund 22—23
—, —, Katze 16—19
—, —, Meerschweinchen 26
—, —, Ratte 10—12
—, β-Glucosaminidase 26, 28
—, β-Glucuronidase 26
—, Indoxyl-acetat-Esterase 28—29
—, Leucinaminopeptidase 29
—, α-Naphthyl-acetat-Esterase 26—27
—, saure Phosphatase 26—27

Gefrierätzung, Follikelepithelzellen 26

β-Glucosaminidase 26, 28
β-Glucuronidase 26
Glykogen 10, 13, 15, 41
Golgi-Apparat, C-Zellen 15, 19, 20, 24, 25
Golgi-Apparat, Follikelepithel 10, 12, 16, 23, 26
—, saure Phosphatase 26, 27, 32, 34

Indoxyl-acetat-Esterase 28, 29
Innervation, C-Zellen 34, 36

Kaninchen, C-Zellen- Cholinesterase 32

Leucin-Amino-Peptidase 29
Lymphgefäße 35
Lysosomen 15, 22, 24, 26, 38, 39, 42, 43

Mikrovilli, C-Zellen 12, 19
—, Follikelepithel 11, 16, 23, 26
Mitochondrien, C-Zellen 15, 19, 20, 24
—, Follikelepithel 10, 11, 12, 16, 23

α-Naphthyl-acetat-Esterase 26, 29

Pinocytosebläschen 12, 19, 39

Rauhes endoplasmatisches Reticulum, C-Zellen 14, 15, 19, 25, 42
— — —, Follikelepithel 10, 11, 12, 16, 18, 23, 26

Saure Phosphatase, C-Zellen 32, 34
— —, Follikelepithel 26—27
Sekretionsgranula, C-Zellen 14, 15, 19, 21, 24, 25, 43
Skelet und C-Zellaktivität 44

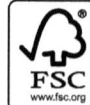

MIX
Papier aus verantwortungsvollen Quellen
Paper from responsible sources
FSC® C105338

If you have any concerns about our products,
you can contact us on
ProductSafety@springernature.com

In case Publisher is established outside the EU,
the EU authorized representative is:
Springer Nature Customer Service Center GmbH
Europaplatz 3, 69115 Heidelberg, Germany

Printed by Libri Plureos GmbH
in Hamburg, Germany